# Hygienische Volksbelehrung, ihre Wege und Hilfsmittel

Von

## Direktor Dr. med. G. Frey

im

Reichsgesundheitsamt

**Zweite erweiterte Auflage**

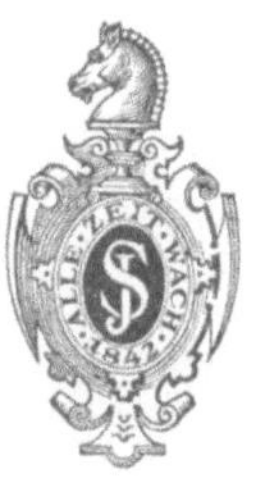

Springer-Verlag Berlin Heidelberg GmbH
1931

ISBN 978-3-662-31367-1          ISBN 978-3-662-31572-9 (eBook)
DOI 10.1007/978-3-662-31572-9

# 1. Zweck der hygienischen Volksbelehrung.

Tief im Busen des deutschen Volkes lebt ein heißer<br>
Bildungsdrang. Öffne und ebne ihm den Weg zu<br>
den Quellen der Gesundheit!

Fußend auf dem Urrecht der Selbsterhaltung und auf dem Allgemeines. Willen, im Wettstreit der Nationen eine geachtete Stellung einzunehmen, muß ein Staatswesen darauf achten, daß in seinen Grenzen ein kräftiges Volk wohnt. Die Volkskraft findet ihren klarsten Ausdruck in der Volksgesundheit. Gesundheit ist der wichtigste Besitz des Einzelnen wie der Gesamtheit, Volksgesundheit eine der tragenden Säulen der Volkswirtschaft, mit der sie in enger Wechselwirkung steht. Sie wird bestimmt durch das Ausmaß der persönlichen und der öffentlichen Gesundheitspflege.

Die eigene Gesundheit sich zu erhalten oder wieder zu verschaffen, gebietet die Vernunft. Daher muß jeder zunächst selbst für seine Gesundheit sorgen. In Gesundheitsnöten ist der Helfer der Arzt. Den Einzelnen gegen die gesundheitlichen Gefahren zu schützen, die ihm aus der Lebensgemeinschaft des Volkes drohen, ist Aufgabe des Staates, als des obersten Hüters des Volksgedeihens. Der Einzelne hat hieran ein bestimmtes Recht. Dem Recht auf Gesundheit steht als sittliche Forderung die Pflicht zur Gesundheit gegenüber. Die Regelung des Rechts auf Gesundheit erfolgt durch die öffentliche Gesundheitspflege mit ihren beiden Zweigen, dem Sanitäts- und dem Medizinalwesen. Das erstere umfaßt die notwendigen Bedingungen zur Heilung gesundheitlicher Schäden da, wo die Kraft des Einzelnen nicht ausreicht. Die Ausführung zahlreicher derartiger Aufgaben, namentlich aber die fürsorgerische Beseitigung von Schwächen und Krankheiten, die ihren Grund mehr in sozialen Umständen haben, ist dabei den Gemeinden überwiesen. Mit dem Sanitätswesen steht ferner die Wohlfahrtspflege in naher Beziehung, da sie auch einen gesundheitlichen Schutz gewährt.

Im Medizinalwesen bietet der Staat der Volksgemeinschaft die erforderlichen Aufsichts- und Ausführungspersonen dar, indem er die Ausbildung und Befugnisse der Medizinalbeamten und des oberen und niederen Heilpersonals festsetzt. Der Vollzug seines Willens obliegt den Gesundheitsbehörden.

Eine tatkräftig durchgeführte persönliche und öffentliche Gesundheitspflege schiebt den Eintritt früher Leistungsunfähigkeit

1*

hinaus, verlängert das Leben[1] und gewinnt so der Wirtschaft einen Zuwachs an Arbeitsjahren. Sie ist also die beste Kapitalsanlage für den Einzelnen und die Gesamtheit. Persönliche und öffentliche Gesundheitspflege beruhen auf den Gesetzen der Gesundheitswissenschaft, die auf alle Weise zu fördern der Staat sich angelegen sein lassen muß.

Es kann aber nicht genügen, das Volk im Krankheitsfalle auf den Arzt zu verweisen, durch gesundheitliche Einrichtungen und das nötige Heilpersonal der Öffentlichkeit zu dienen und die Gesundheitswissenschaft zu hoher Blüte zu führen, wenn nicht eine verständnisvolle Mitarbeit jedes Einzelnen gesichert wird. Je mehr der Wert der eigenen Gesundheit erkannt ist, um so eher wird auch die Einsicht in die verschiedenen Erfordernisse der öffentlichen Gesundheitspflege zunehmen. Bekanntlich spielt beim Entstehen und Überwinden von Krankheiten nicht nur die von außen kommende Schädlichkeit, wie z. B. Bakterien, sondern wesentlich auch die dem Körper innewohnende Widerstandskraft eine wichtige Rolle. Diese Widerstandskraft kann durch gesundheitsgemäße Lebensweise gesteigert, durch ungesunde geschädigt werden. Die Lebensweise bedeutet daher für die Gesunderhaltung des Einzelnen und des Volksganzen außerordentlich viel. Die Erwartung aber, daß die Bevölkerung mit dem Wachsen der allgemeinen Bildung sich von selbst auch eine hygienische aneignen würde, hat sich in allen Kulturstaaten, und zwar aus gleichen Gründen, als trügerisch erwiesen. Es ergibt sich hieraus die weitere Pflicht des Staates, als des Lenkers des öffentlichen Bildungswesens, für eine Anleitung zu sorgen, die die gesamte Bevölkerung in die Regeln der Hygiene so hineinerzieht, daß jeder sie versteht und danach handelt. Dabei muß die Erfahrung Gemeingut werden, daß es aussichtsvoller und billiger ist, Gesundheitsstörungen im Einzel- wie im Volksleben zu verhüten oder frühzeitig der ärztlichen Behandlung zuzuführen als bereits ausgebrochene Krankheiten zu bekämpfen. Wie dieser Grundsatz in der neueren Gesetzgebung und in den sonstigen Maßnahmen der Behörden immer klarer zutage tritt, so sollte er auch für jedermann die Richtschnur sein.

## 2. Entwicklung der gesundheitlichen Volksaufklärung in Deutschland.

Im Deutschen Reich hat sich die hygienische Volksbelehrung aus schüchternen Anfängen heraus allmählich zu einer

---

[1] Hufeland, Ch. W.: Makrobiotik oder die Kunst, das menschliche Leben zu verlängern. Jena 1796.

dringlichen Forderung entwickelt, die von Ärzten und Volkswirten, aus Arbeiterkreisen, aber auch bereits von der gesamten öffentlichen Meinung an die Staatsleitung gestellt wird. Die erste Aufklärung gaben in ihrem Wirkungskreise wohl die alten Kreisphysiker und Ärzte, die meistenteils Hausärzte waren, und die Hebammen in mühseliger Arbeit von Person zu Person. Erweitert wurde sie, als die neuzeitlichen Medizinalbeamten auf Grund ihrer Dienstanweisung durch Vorträge in Vereinen, Schulen, bei Lehrerkonferenzen, Elternabenden usw. gegen mancherlei gesundheitliche und soziale Schäden auftraten, gemeinnützige hygienische Bestrebungen anregten und unterstützten und in der von ihnen eingeleiteten sozialen Fürsorge auch eine praktische Tätigkeit entfalteten. Sie erfuhr eine starke Vermehrung durch den weitschauenden Ausbau dieser Fürsorge seitens der Gemeinden, die Schulärzte, Fürsorgeärzte und Fürsorgeschwestern anstellten. Die Gewerbeärzte haben nach Kräften in der hygienischen Belehrung der Arbeiterschaft der deutschen Länder mitgeholfen. Diese Bestrebungen wären aber immer nur auf kleinere Ausschnitte aus der Gesamtbevölkerung beschränkt geblieben, hätten nicht halbamtliche oder private gemeinnützige Vereine und Gesellschaften, die Reichsversicherungsträger und andere Kräfte eingegriffen und unter Benutzung immer verfeinerter Hilfsmittel die Aufklärung weiter vorgetragen. So wirkt das Deutsche Zentralkomitee zur Bekämpfung der Tuberkulose durch Merkblätter, Belehrungsschriften, Lichtbilder, Anschauungstafeln, Wandermuseen, eine Wanderausstellung und Belehrungsfilme, ferner die Deutsche Gesellschaft zur Bekämpfung der Geschlechtskrankheiten durch Merkblätter[1], Wanderausstellungen, Filme und Wanderredner. In ähnlicher Weise beteiligen sich das Kaiserin Auguste Viktoria-Haus, Reichsanstalt zur Bekämpfung der Säuglings- und Kleinkindersterblichkeit, der Deutsche Verein gegen den Alkoholismus[2] (Wanderausstellung, Film „Der Volksfeind"; Lichtbildreihen; Zeitschrift „Auf der Wacht"; Zeitungsdienst; aufklärende Einzelschriften), die Bayerische Arbeitsgemeinschaft zur Förderung der

Vereine und Gesellschaften, Versicherungsträger, Gesundheitsbehörden.

---

[1] Z. B. unter Beteiligung des Reichsgesundheitsamts das Merkblatt „Gesundheitliche Belehrung" für Ansteckungs- und Krankheitsverdächtige.

[2] Als Ersatz für alkoholische Getränke läßt sie auf ihrer Lehr- und Versuchsanstalt für gärungslose Früchteverwertung in Obererlenbach bei Frankfurt a. M. Fruchtsäfte herstellen. Auch der Deutsche Guttempler-Orden hat eine solche Lehranstalt („Steinmeister" bei Naumburg) begründet. Das Deutsche Hygienemuseum in Dresden hat zur Propaganda einen Früchteverwertungsfilm herausgebracht.

Volksgesundheit, die Deutsche Vereinigung für Säuglings- und Kleinkinderschutz, die Deutsche Vereinigung für Krüppelfürsorge, der Deutsche Verein für Volkshygiene, der Verein zur Fürsorge für jugendliche Psychopathen, das Zentralkomitee für Zahnpflege in den Schulen, der Ausschuß für zahnärztliche Volksaufklärung. Die Deutsche Gesellschaft für Gewerbehygiene nimmt sich der Aufklärung der Industriearbeiter z. B. durch Merkblätter an und veranstaltete populäre Ausstellungen in zahlreichen Großstädten im Anschluß an gewerbehygienische Fortbildungskurse für Ärzte. Der Reichsausschuß für Krebsbekämpfung erließ in Gemeinschaft mit dem Reichsgesundheitsamt, dem Zentralkomitee zur Erforschung und Bekämpfung der Krebskrankheit und dem Reichsausschuß für Hygienische Volksbelehrung die Merkblätter „Der Krebs der Frauen" und „Krebs ist heilbar". Die Gesellschaft zur Bekämpfung der Kurpfuscherei verbreitet die Kenntnisse über Kurpfuscherei und Geheimmittel und gibt gegen das Unwesen Schriften (z. B. „den Gesundheitslehrer"), Plakate und Werbemarken heraus. Die Gesellschaft für Volksbäder stellte Richtlinien für Gemeinden, Jugendpfleger und Schulleiter zum Bade- und Schwimmbetrieb auf dem Lande und eine Anleitung zur Anlage einfacher Volksbäder auf. Die Zentrale für sexuellen Jugendschutz ist eifrig bestrebt, mit Hilfe der Schule und Elternschaft diese volkshygienisch und volkspädagogisch überaus wichtige Frage zu lösen.

Die Deutsche Wochenend-Arbeitsgemeinschaft, begründet vom Gewerkschaftsbund der Angestellten, dem Gesamtverbande deutscher Angestellten-Gewerkschaften, dem Deutschen Beamtenbund, dem Deutschen Bankbeamtenverein, Frauen- und Verkehrsvereinen und der Deutsch-nordischen Verkehrsgesellschaft, verbindet das Ausruhen von werktätiger Arbeit und Erholung in frischer freier Luft mit der auf Körper und Geist sich auswirkenden Liebe zur Natur und der Kenntnis deutscher Kulturstätten, deutscher Kunst, deutscher Volkssitten und -gebräuche, wirbt für diese Idee durch Vorträge, Filme, Flugblätter, Plakate, Kartenmaterial, Unterkunftsnachweise usw. und stellt auch Führer zur Verfügung. Sie gibt eine Wochenzeitschrift „Das deutsche Wochenende" heraus und zählte 1927 bereits 3 Millionen Einzelmitglieder. Unter Beteiligung der genannten Vereinigungen veranstaltete das Berliner Messeamt im Jahre 1927 die Ausstellung „Wochenende".

Um namentlich der Arbeiterschaft einen Überblick über den gegenwärtigen Stand der gesundheitlichen Forschung zu gewähren, veranstaltete die Notgemeinschaft der Deutschen Wissenschaft unter dem Zeichen „Die medizinische Wissenschaft und das werktätige Volk" in Essen eine Medizinische Woche mit Vorträgen hervorragender Universitätslehrer, zu der die Einladung von den dortigen großen Gewerkschaftsverbänden erging. Auch in den hier und da begründeten Volkshochschulen wird sozialhygienische Belehrung erteilt. Der Aufklärung widmeten sich ferner die „Gesundheitswochen" (s. S. 45ff.), wie sie von der Arbeitsgemeinschaft von Reichsversicherungsträgern und dem Hauptgesundheitsamt der Stadt Berlin, von der 58 Kreise und 7 andere Kommunalverbände in sich schließenden kommunalen Vereinigung für Gesundheitsfürsorge im rheinisch-westfälischen Industriegebiet in Essen, von der Kreisverwaltung in Pinneberg, Schleswig-Holstein und vom Reichsausschuß und den Landesausschüssen für hygienische Volksbelehrung eingerichtet wurden, sowie ähnliche Veranstaltungen des Roten Kreuzes. Das Reichsgesundheitsamt wirkt seit Jahrzehnten durch sein „Gesundheitsbüchlein"[1] und seine Merkblätter mit. Die nach dem Großen Kriege von dem Reichsausschuß und den Landesausschüssen für Leibesübungen geschaffene und auch von der Volksvertretung kräftig unterstützte Spiel- und Sportbewegung hat durch ihre praktischen gesundheitlichen Erfolge auch die hygienische Belehrung, namentlich der Jugend, außerordentlich gefördert. Der zwischenparteiliche Reichstagsausschuß für körperliche Erziehung steht mit dem Reichsausschuß und den Spitzenverbänden für Leibesübungen, der Zentralkommission für Arbeitersport und Körperpflege, dem Ausschuß der Jugendverbände und dem Verband für Jugendherbergen in engster Verbindung.

In manchen Orten wurden schon früher, besonders aber in den letzten Jahren, Lehrer und Lehrerinnen durch Unterrichtskurse von seiten der Medizinalbeamten, Universitätslehrer, des deutschen Roten Kreuzes, des Preußischen Landesausschusses für hygienische Volksbelehrung in die Gesundheitslehre eingeführt. Der Reichsausschuß für Leibesübungen hat Lehrgänge für Verwaltungsbeamte eingerichtet; an der Deutschen Hochschule für Leibesübungen finden halbjährliche Kurse für akademische Turn- und Sportlehrer, für beamtete und praktische Ärzte statt. Die hygienische Ausbildung von Ingenieuren und Architekten geschieht durch die

*Unterrichtskurse.*

---

[1] 18. Ausgabe. Berlin: Julius Springer 1931. Das Gesundheitsbüchlein ist auch in englischer, französischer, italienischer und spanischer Übersetzung erschienen.

an den Technischen Hochschulen tätigen Professoren der Hygiene.



Diese vielgestaltigen Bestrebungen, die Gebote der persönlichen Hygiene und das Verständnis für die Maßnahmen der Gesundheitsfürsorge in die Lebensanschauung des Volkes einzupflanzen, wurden durch eine Organisation, die das ganze Reich überzieht, kräftig zusammengefaßt. Die 17 deutschen Länder, unter dem Vorangang von Preußen, gründeten seit dem Jahre 1919 Landesausschüsse für hygienische Volksbelehrung, die in Preußen sich in zunächst 13 Provinzialausschüsse, in den anderen Ländern aber sofort in lokale Unterstellen (Kreis- und Ortsausschüsse) gliedern. In ihnen sind die Behörden, Verbände und Personen, die sich der gesundheitlichen Volksaufklärung annehmen, vereinigt, so die Medizinalbeamten, die Kommunalärzte, praktischen Ärzte[1], Hochschullehrer, die Lehrerschaft, die Geistlichen, das Rote Kreuz, Landesversicherungsanstalten, Krankenkassen, vaterländische Frauenvereine, Hausfrauenvereine, Vertreter der Presse usw. Neuerdings widmen sich in steigendem Maße auch die großen Gewerkschaftsverbände mit Eifer diesem Dienste. Der Hauptverband deutscher Krankenkassen gibt zur gesundheitlichen Lebensführung des berufstätigen Volkes die Zeitschrift „Gesundheit" in 400000 Exemplaren und belehrende Druckschriften heraus und stellt Lichtbildserien und Filme für Vorträge zur Verfügung.

Im Jahre 1920 schlossen sich die Landesausschüsse zu dem Reichsausschuß[2] für hygienische Volksbelehrung zusammen, der seinen Sitz im Kaiserin-Friedrich-Haus zu Berlin NW 6, Luisenplatz 2—4, hat. Der Reichsausschuß (Vorstand — Verwaltungsrat — Arbeitsausschuß) sieht seinen Zweck in der Förderung der organischen Verbindung zwischen den Landesausschüssen, um unter Zusammenarbeit mit dem Deutschen Hygienemuseum in Dresden und der Lingnerstiftung die hygienische Aufklärung und das Lehrmittelwesen auszugestalten und den Landesausschüssen geeigneten Anschauungsstoff zu vermitteln. Die im Reichsausschuß vereinigten Organisationen und Verbände sowie die Landesausschüsse betreiben dabei die hygienische Volksbelehrung selbständig. Der Reichsausschuß gibt Richtung, regt an und faßt zusammen. So gibt er z. B. Auskunft über Lehr- und Anschauungsmaterial, stellt Mustermappen über das Vorhandene und ihre Bezugsquellen zusammen, wirkt bei der

---

[1] Bornstein, K.: Ein Weg zur hygienischen Volksbelehrung. Dtsch. med. Wschr. 1919, Nr 28 und Arzt u. Hygiene, Ärztl. Vereinsbl. 1920, Nr 1216.

[2] Über die nähere Organisation, die Aufgaben und Tätigkeit des Reichsausschusses vgl. auch Heft 3 der Schriftenreihe des Reichsausschusses für H. V., Berlin NW 6, und die Jahresberichte.

Herstellung mit, führt ein Verzeichnis der schul- und volkshygienischen Literatur, besitzt eine Wanderbücherei, gibt eigene Merkblätter, Merkbüchlein, Schriften, Bücher usw. heraus und vermittelt Material fremder Herkunft — insbesondere aus dem Deutschen Hygienemuseum — vielfach zu ermäßigten Bedingungen. Er hält abwechselnd mit den verschiedenen Landes- bezw. Provinzialausschüssen Tagungen ab, auf denen Aussprachen über Fragen der hygienischen Volksbelehrung stattfinden (z. B. eine solche im Verein mit dem Bayerischen Landesausschusse über das Thema: „H. V. auf dem Lande", Nürnberg 1931) und legt seine eigene und die Tätigkeit der Landesausschüsse in gedruckten Jahresberichten nieder. Die Monatsschrift, der „Hygienische Wegweiser", der zugleich das Mitteilungsorgan des Deutschen Hygienemuseums und der Hygieneakademie in Dresden ist, behandelt wichtige Fragen der Technik und Methodik der H. V. und teilt Neuerscheinungen (Anschauungsmittel, Literatur und Film) der Öffentlichkeit mit. Neuerdings sind noch die Reichsverbände deutscher Hausfrauenvereine und landwirtschaftlicher Hausfrauenvereine, die deutsche Gesellschaft für Volksbäder und der deutsche Verband für Psychische Hygiene als Mitglieder aufgenommen worden.

Das Deutsche Hygienemuseum, seit 1930 in einem gelegentlich der Internationalen Hygieneausstellung Dresden eröffneten, von Meisterhand geschaffenen Neubau untergebracht, beherbergt Schätze, die fast ausnahmslos in eigenen Werkstätten nach eigenen Ideen entstanden sind, und ist ein nationales und internationales Zentralinstitut hygienischer Volksbelehrung für das gesunde Leben aller Menschen. Es stellt seinen großen Vorrat an Lichtbildern, Anschauungstafeln, Modellen und Präparaten über die verschiedensten Gebiete der Hygiene und seine Leihbibliothek für Vortragende den Landesausschüssen zur Vervollständigung des eigenen, oft reichhaltigen Materials zur Verfügung. Mit der deutschen Hochbildgesellschaft in München unterhält es im Kaiserin-Friedrich-Haus zu Berlin eine Dauerausstellung von Lehrmitteln, wie Moulagen, Wandtafeln, beweglichen Modellen, anatomischen Präparaten usw. zur bequemen Orientierung der Interessenten. Die Landesausschüsse für H. V. versehen wieder die Provinzial- und Ortsausschüsse. Manche Lokalstellen aber helfen sich auch mit dort hergestellten einfachen Mitteln, ein Vorgehen, das nur zu billigen ist. Ferner verleiht das Deutsche Hygienemuseum an die Landesausschüsse Wanderausstellungen und beteiligte sich bereits in großem Umfange an Hygieneausstellungen im In- und Auslande (z. B. in

Polen, Rußland, Lettland, Holland, Dänemark, Schweden, Norwegen, Österreich, Ungarn, in der Tschechoslowakei, in der Schweiz, in Italien und südamerikanischen Großstädten). In dem ihm angeschlossenen „Deutschen Verlage für Volkswohlfahrt" erscheint eine populär gehaltene Schriftenreihe „Leben und Gesundheit", eine Anzahl von Merkblättern und eine Bibliographie empfehlenswerter Schriften. Mit dem Hygienemuseum ist eine Hygieneakademie verbunden, die die Veranstaltung von Lehrgängen und Kursen für Laien und Fachleute in Anlehnung an das Museum und im Sinne der Lingnerschen Denkschrift[1] zur Aufgabe hat. Die Kurse sollen namentlich auch eine engere Interessengemeinschaft der Ärzte und Lehrerschaft auf diesem wichtigen Gebiete herbeiführen.

Die Bildung des Reichsausschusses und der Landesausschüsse für hygienische Volksbelehrung hat der gesamten Bewegung ein starkes Rückgrat gegeben, da nun die Regierungen ihre Medizinalbeamten noch nachhaltiger sich dieses Dienstes befleißigen lassen und gelegentlich auch finanzielle Unterstützungen gewähren. Die früher sich bisweilen durchkreuzenden privaten Unternehmungen wurden damit einheitlicher und können nun, für einen gegebenen Augenblick von den Zentralstellen zusammengespannt, bei Gleichheit der Methoden eine gewaltige Stoßkraft entfalten. Da in und neben diesem Gefüge die Kräfte der Kommunen und der privaten Verbände und Vereinigungen frei spielen können, wenn nicht gerade ein besonderer, gemeinsam beschlossener Plan für eine bestimmte Aktion sie bindet, so bleibt das Gefüge elastisch und bietet der charitativen Betätigung jeden Raum. Schon während der vom Reichsausschuß und von den Landesausschüssen geleiteten und ins Werk gesetzten Reichsgesundheitswoche vom 18. bis 25. April 1926 hat die Organisation ihre Feuerprobe bestanden.

### 3. Gesundheitliche Volkserziehung im Elternhause und in den Schulen.

Elternhaus und Schule.

Wenn wir uns den Wegen zuwenden, auf denen die hygienische Belehrung eines Volkes möglich ist, so müssen wir sagen, daß in den Staaten, in denen eine allgemeine Schulpflicht besteht, der einzige Weg, das Ziel gründlich zu erreichen, durch die Schule führt. Es liegt ja nahe, auch die Erziehung in gesundheitlicher Lebensführung den Stätten anzuvertrauen, in denen das heranwachsende Geschlecht überhaupt seine Erziehung erhält. Die Gesundhaltung des Nachwuchses stärkt die Fundamente der Zu-

---

[1] Lingner, K. A.: Denkschrift zur Errichtung eines Nationalen Hygienemuseums in Dresden 1912.

kunft eines Volkes. Die Belehrung und Bildung der Jugend in gesundheitsmäßiger Lebensweise, die sich auch unter ärmlichen Verhältnissen innehalten läßt, trägt zur Gesundhaltung wesentlich bei. Und so ist es denn seit langem der dringende Wunsch von Hygienikern und Volkswirtschaftlern gewesen, die Schule mit der gesundheitlichen Durchbildung der Jugend zu beauftragen. Besonders ist hierbei an die Volksschule zu denken, durch die rund 95% der deutschen Kinder hindurchgehen.

Gegenüber dieser begründeten Forderung wollen wir aber doch nicht das Elternhaus vergessen, das den Kleinen die erste Erziehung gibt oder wenigstens geben sollte, und wo sie die nachhaltigsten Eindrücke des Lebens empfangen. Es ist zuzugeben, daß bei der weitverbreiteten Verständnislosigkeit in vielen Familien nach dieser Richtung hin so gut wie nichts geschieht. In einer großen Zahl von deutschen Haushaltungen aber wird doch bereits ein gewisser Grund gelegt, auf dem die Schule weiter aufbauen kann. Gesundheitsregeln, wie die Notwendigkeit von Zähneputzen, Gurgeln, Waschen und Kämmen, langsam zu essen und dabei ordentlich zu kauen, nichts mehr in den Mund zu nehmen, was auf den Fußboden gefallen ist, den Hund nie an die Schnauze zu fassen und sich von ihm auch nicht lecken zu lassen, sich zu melden, wenn ein „kleines oder großes Geschäft“ verrichtet werden muß, den Drang hierzu nicht zu unterdrücken und dergleichen mehr, werden Kindern schon in frühen Lebensjahren zunächst durch Gewöhnung und Befehl, dann durch Erklärung beigebracht. Das Aussehen von Herz, Niere, Blut, Leber, Gehirn, Arm, Bein, Kopf usw. lernen sie beim Essen von Geflügel oder anderen Tieren oder an sich selbst. Mit dem Begriff „Kranksein“ verbindet schon das Kleinkind das Kommen des „Onkel Doktor“, ein Ideenzusammenhang, der sich bekanntlich später manchmal lockert. Kurz, ohne gesundheitliche Anleitung, in der das Beispiel des Erwachsenen eine große Rolle spielt, kommen diese Kinder nicht in die Schule. Vom Schulunterricht wünschen wir dann die weitere Entwicklung des Wissens und der Übung, die im Elternhaus in Übereinstimmung mit der Schule fortzusetzen ist, so daß künftig einmal in allen deutschen Familien eine solche häusliche Vorbildung der Kinder gegeben sein würde, zumal die Belehrung in der Schule vielfach auch eine Belehrung der Eltern durch die Kinder mit sich bringen wird.

Die deutsche Schule hat den Wert gesundheitlicher Aufklärung erkannt und sie in ihren Lehrplänen in gewisser Weise auch berücksichtigt[1]. Sie bietet hierfür auch mannigfache Gelegenheit:

---

[1] Vgl. z. B. die Richtlinien des Preußischen Ministers für Wissenschaft, Kunst und Volksbildung für die Lehrpläne an Volks-, Mittel- und Höheren

körperliche Reinlichkeit, Zweckmäßigkeit der Kleidung, Zimmertemperatur, Körperhaltung, frische Luft und Sauberkeit im Zimmer, Bewegung in frischer Luft, Enthaltung von Alkohol, Nikotin usw. Nur war früher die übliche Lehrmethode mehr darauf abgestimmt, den Schülern ein nicht unbeträchtliches Wissen vom Bau des menschlichen Körpers und seinen Verrichtungen einzuprägen. Da diesen Kenntnissen aber kaum Beziehungen zum praktischen Leben gegeben wurden, gingen sie größtenteils bald wieder verloren. Der Hauptwert muß also darauf gelegt werden, daß die Zöglinge eine gesundheitliche Lebensführung erlernen, daß sie aus eigenem Willen die notwendigen Gesundheitsregeln ständig beobachten und während der Schulzeit immer wieder üben, und daß sie zur Mitarbeit an der Volksgesundung sich verpflichtet fühlen. Dabei sind ihnen die anatomischen und physiologischen Tatsachen nur insoweit beizubringen, als das Verständnis verlangt. Diese Lehren sollen ihnen aber nicht nur in den naturwissenschaftlichen Stunden und während der Leibesübungen eingeflößt werden, sondern den gesamten Unterricht sozusagen durchtränken. Wo immer die Gelegenheit zu solchen Hinweisen sich ergibt, ist sie zu ergreifen. Damit kann man, wie es z. B. in Amerika mit Erfolg geschieht, bereits in den untersten Klassen beginnen, indem man sich des Spiels und der Phantasie als Mittel zur Aneignung bedient. Man wird in den späteren Schuljahren die Lektion der wachsenden Einsicht für die Wirklichkeit anpassen, in den obersten Klassen schließlich sittliche und soziale Gesichtspunkte, wie z. B. die gesundheitliche Selbstverantwortung, freiwillige Pflichtenübernahme und bewußte Gestaltung gesundheitsgemäßer Lebensführung zur Geltung bringen, in den obersten Klassen der höheren Schulen aber auch volkswirtschaftliche Betrachtungen und aus dem Seelenleben des Einzelnen wie des Volkes geschöpfte Beobachtungen den Schülern vermitteln. So geht die Belehrung allmählich aus der persönlichen in die öffentliche Gesundheitspflege und in die Fürsorge und Wohlfahrtspflege über und erzieht zu gesunden Staatsbürgern in einem gesunden Staatswesen. Die Gelegenheit zur praktischen Einwirkung ergibt sich beim Turnen, Schwimmen, Singen, bei Spielen, Schulwanderungen usw. Weitere Anregungen können die Schüler durch Lektüre, Anschauungsbilder, Modelle, Versuche in den naturwissenschaftlichen Unterrichtsstunden, durch Besichtigungen von Fürsorgestellen,

Schulen über Erteilung des Unterrichts in der Gesundheitslehre vom 15. Oktober 1922 bzw. 6. April oder 1. Juni 1925. — In Bayern ist die hygienische Ausbildung der Lehrer seit 1912 obligatorisch und die Hygiene ist ein mündliches und schriftliches Prüfungsfach.

Krankenanstalten, industriellen Werken und deren Wohlfahrtseinrichtungen erhalten. In den Fach- und Fortbildungsschulen wäre der Unterricht auf gewerbehygienische Belehrung, in landwirtschaftlichen Winter- und Molkereischulen auf Milchhygiene auszudehnen. Das Interesse der Schüler wäre durch Wettbewerbe (Aufsätze, Zeichnungen usw. über hygienische Fragen) mit Prämiierung der besten Arbeiten zu wecken und zu unterhalten, wie es der Reichsausschuß für H. V. bereits unternimmt.

Auch der Aufenthalt von Kindern in Kindergärten, Spielschulen, Erholungsheimen, Sanatorien könnte der gesundheitlichen Belehrung nutzbar gemacht werden.

Die praktisch-hygienische Erziehung der Schuljugend durch Leibesübungen würde sich fortsetzen in entsprechenden Vereinen, in Spiel- und Sporteinrichtungen der großen industriellen Werke, in Sanitätskolonnen und auf der Hochschule für Leibesübungen. Zahlreiche deutsche Universitäten und Technische, Landwirtschaftliche, Tierärztliche, Forstliche, Philosophisch-theologische Hochschulen, Handelshochschulen, Bergakademien, Gewerbehochschulen und Pädagogische Akademien verlangen bereits vor der Zulassung zu den Prüfungen den Nachweis körperlicher Übungen[1]. Überhaupt aber müßte man in den deutschen Schulen die Bewertung der körperlichen Leistung, die ebenso wie die Schulung der Denkfähigkeit und des Wissens wertvolle Charaktereigenschaften reifen läßt, hinter der Anerkennung der geistigen Leistung nicht allzusehr zurückstellen.

Ein erfreulicher Anfang mit praktisch-hygienischer Ausbildung ist durch den Unterricht in der Säuglings- und Kleinkinderpflege in den Preußischen Volks-, Mittel- und Höheren Mädchenschulen und in den Mädchenfortbildungsschulen Sachsens gemacht worden, nachdem Lehrerinnen hierfür ausgebildet waren.

Ganz ähnliche Grundsätze für die hygienische Belehrung der Kinder hat auch der Internationale Erziehungskongreß, der im Jahre 1925 in London tagte, aufgestellt. Die Entschließungen lauteten:

1. Da die Bildung von Gesundheitsgewohnheiten beim Kinde sehr wesentlich abhängig ist von den Eindrücken im frühen Lebensalter, ist es im hohen Maße wünschenswert, daß der Gesundheitsunterricht, besonders der unteren Klassen, dies besonders berücksichtigt und die Forderung der Gesundheitspflege eine Forderung der Schönheit, Stärke und Freude darstellt.

[1] Vgl. die Erlasse des Preußischen Ministers für Kunst, Wissenschaft und Volksbildung vom 18. August 1924 und vom 24. März bzw. 2. Mai 1925, ferner Christian: Die Leibesübungen an den deutschen Hochschulen. Reichsgesdh.bl. **1929**, Beih. 3.

2. In der Annahme, daß Gesundheitsgewohnheit im jugendlichen Alter als ein wesentlicher Teil aller Erziehung betrachtet werden muß, müssen wir Wert darauf legen, daß jede Form des Schulunterrichts in dieser Hinsicht benutzt wird.

3. Da die Kenntnis von Tatsachen nicht allein für die volle geistige Erfassung persönlicher Gesundheitsgewohnheiten, sondern auch als Vorbereitung für das in späteren Jahren anzuerziehende Verantwortungsgefühl notwendig ist, müssen die wissenschaftlichen Tatsachen in Verbindung mit dem sonstigen Schulunterricht gelehrt werden. Dieser Gesichtspunkt muß vor allen Dingen in den höheren Klassen maßgebend sein.

Mit dieser inneren Umformung des Unterrichts, die allein imstande ist, von den Regeln der Hygiene durchdrungene Persönlichkeiten zu schaffen, sind die einsichtigen Pädagogen durchaus einverstanden. Erhalten die werdenden Lehrer bereits in ihrem Ausbildungsgange eine solche Unterweisung und die jetzt im Amt befindlichen eine entsprechende Fortbildung durch hygienische Sachverständige, so werden sie bei ihrer Liebe zu der ihnen anvertrauten Jugend auch in der neuen Lehrweise das Beste leisten und die Heranwachsenden aus der Enge der Schulstube in das gesunde Leben hinausführen. Durchweht ein frischer und fortreißender Geist den Unterricht, so werden die Kinder ihn nie vergessen, zumal sie die heilsamen Folgen schon am eigenen Leibe erfahren. Wichtig ist aber, daß die Lehrer nicht nur als Unterrichtsbeamte tätig sind, sondern auch durch eigenes Beispiel die Lehren den Schülern vorleben.

Daß neben der Lehrerschaft, der der Löwenanteil bei dieser Arbeit zufällt, die Schulärzte, der Medizinalbeamte und in besonderen Fragen auch vielleicht der eine oder andere Facharzt ihre bisherige Wirksamkeit in den Schulen fortsetzen, ist selbstverständlich. Ärzte und Lehrer sind auf diesem Gebiete geschworene Bundesgenossen.

Wie etwa die wissensnötigen Gebiete aus der persönlichen und öffentlichen Gesundheitspflege (einschließlich der Fürsorge) auf die verschiedenen Schulklassen und Schularten zu verteilen sind, wäre hier nicht näher zu erörtern. Es ist Aufgabe der zentralen Schulaufsichts- und Medizinalbehörden der Länder unter Zuziehung von Vertretern der Lehrerschaft, von besonders erfahrenen Medizinalbeamten und Fürsorgeärzten, Professoren der Hygiene und Sozialhygiene und Leitern von Gemeindeverwaltungen, sich über die Richtlinien für die Ausgestaltung dieses Unterrichts zu verständigen. Da die Hauptinstanzen sich davon überzeugt haben dürften, daß man ihn nach einer anderen Lehrmethode und verändertem Lehrplan erteilen müsse als bisher, kann eine Einigung kaum Schwierigkeiten bieten. Auch der Studienplan für Lehrer und Lehrerinnen wird von ihnen festzusetzen sein. Insbesondere muß für eine gründliche Ausbildung der Turnlehrer auf allen Gebieten der körperlichen Erziehungslehre gesorgt werden. Den oben ausgeführten Gedanken über die Methode des hygienischen Schulunterrichts entsprach der Erlaß der Preußischen Minister für Wissenschaft, Kunst und Volksbildung und für Volkswohlfahrt vom 10. Februar 1926. Es wurde festgestellt, daß die früheren Lehrgänge für Lehrer nicht die erforderliche Ausgestaltung und Ausbreitung erhalten konnten, so daß sie hinter dem Bedürfnis zurückblieben, und daß die gesamte Lehrerschaft auch jetzt noch nicht erfaßbar sei. Unter Beachtung der Richtlinien für die Lehrpläne in der Gesundheitslehre seien nun aber, vorläufig versuchsweise, in jedem Regierungsbezirk (Provinz) alle im Amt befindlichen Lehrer und Lehrerinnen eines Stadt- oder Landkreises oder nur eines Teiles davon zu einem hygienischen Lehrgang zusammenzurufen, der auf 4—5 Monate wenigstens eine Stunde wöchentlich einnähme und von sozialhygienisch geschulten Ärzten abzuhalten wäre. Die Anordnung solle durch die Regierungen (Provinzialschulkollegien) unter Beteiligung des Regierungs- und Medizinalrates ergehen, und zwar im Benehmen mit den in Betracht kommenden Stellen der öffentlichen und privaten Wohlfahrtspflege, den Schulverbänden und den Vertretungen der Lehrerschaft. Für solche Unterweisungen der Lehrer und Lehrerinnen bieten die im Auftrage des Reichsausschusses und der Landesausschüsse für hygienische Volksbelehrung herausgegebenen Lehrbücher der Gesundheitslehre in der Schule[1] und in den Fach- und Fortbildungsschulen[2] eine ausgezeichnete Grundlage. Zu erwähnen wäre hier auch noch die Anweisung für die Lehrerschaft „die Tuberkulose und ihre Bekämpfung durch die Schule"[3] und das Hessische Gesundheits-Rechenbuch[4], in dem Fingerzeige für Lehrer, Schüler und Eltern gegeben werden, wie man den Rechenunterricht in den Dienst der gesundheitlichen Belehrung und Erziehung, z. B. über billige und doch zweckmäßige Ernährung

---

[1] Adam, Lorentz u. Metzner: Lehrbuch der Gesundheitspflege und der Gesundheitslehre in der Schule. Leipzig: Quelle & Meyer 1930.

[2] Adam, Lorentz u. Engel: Gesundheitslehre für Fach- und Fortbildungsschulen. Leipzig: Vogel 1926.

[3] Braeuning u. Lorentz: Die Tuberkulose und ihre Bekämpfung durch die Schule. 3. Aufl. Berlin: Julius Springer 1926.

[4] Gerbig: Hessisches Gesundheitsrechenbuch. Hrsg. durch die Hessische Wanderausstellung für Gesundheitspflege und soziale Fürsorge, Abt. Hygienische Volksbelehrung, Darmstadt, Stiftsstr. 45, 1931.

(Roggenbrot statt Weizenbrot u. a.) stellen kann. Kurse derart haben denn auch mit Erfolg in verschiedenen preußischen Provinzen, ferner in Baden, Sachsen, Oldenburg, zum Teil bereits im Anschluß an die Reichsgesundheitswoche von 1927 in großem Umfange stattgefunden.

Der Reichsausschuß für H.V. veranstaltet **Einführungs- und Fortbildungslehrgänge für Schulaufsichtsbeamte, Lehrer und Lehrerinnen** in enger Fühlung mit den Landesbehörden, und **gewerbehygienische Lehrgänge für Lehrer und Lehrerinnen in Berufs- und Fachschulen** für Gewerbe und Handel in Verbindung mit der Deutschen Gesellschaft für Gewerbehygiene. Im Jahre 1929 hielt er in Gemeinschaft mit der Vereinigung für Schulgesundheitspflege des Berliner Lehrervereins gelegentlich des „Deutschen Lehrertages‘‘ eine Nebenversammlung über das Thema „Lehrerschaft und Hygiene‘‘ mit Vorträgen über die Aufgaben der Lehrerschaft in Gesundheitslehre und -pflege ab. Er vermittelt einwandfreie hygienische Literatur für Lehrer- und Schulbibliotheken und stellt Wanderbibliotheken zusammen. Um die Schulaufsichtsbehörden für eine erfolgreiche Aufklärungsarbeit in den Schulen zu interessieren, wurde von der Schulabteilung des **Preußischen Landesausschusses für H. V.** ein Lehrgang für Schulaufsichtsbeamte eingerichtet. Weitere Kurse fanden für Junglehrer und -lehrerinnen in der allgemeinen Gesundheitsbelehrung und für Lehrer und Lehrerinnen anläßlich der Berliner Ausstellung „Ernährung‘‘ auch zur Einführung in die Ernährungslehre statt[1]. Die Aus- und Fortbildung der Lehrpersonen auf gesundheitlichem Gebiet ist somit bereits stark in Fluß gekommen. Dir Kurse können kurz sein, da die Lehrer in der Lage sind, auf Grund von Anregungen und Richtlinien sich selbst fortzubilden.

In ähnlichem Sinne werden die Kirchenbehörden vorgehen müssen, wenn die Geistlichen an dem Aufklärungswerk zweckdienlich mitarbeiten sollen.

Die vom Reichstag am 22. Januar 1926 angenommene Entschließung des Reichshaushaltausschusses vom 13. Juni 1925 (Reichstagsdrucksache 999, III. Wahlperiode 1924/25), „die Reichsregierung zu ersuchen, in geeigneter Weise darauf hinzuwirken, daß in den oberen Klassen der Volks-, Mittel- und höheren

---

[1] Die weiteren Fortschritte in Preußen schildert Ministerialrat Dr. Koenig vom Ministerium für Volkswohlfahrt in Nr 1 u. 2 der Volkswohlfahrt von 1929. Berlin: K. Heymanns Verlag. — Ferner Berger u. Ebner in den Veröffentlichungen auf dem Gebiete der Medizinalverwaltung. Berlin: Richard Schoetz 1929.

Schulen Gesundheitsunterricht als Pflichtfach eingeführt wird", erstrebte eine wünschenswerte Vereinheitlichung für das ganze Reich. Doch mußte schon damals hervorgehoben werden, daß die Beschränkung auf die höheren Klassen viel zu eng ist. Es ist vielmehr, wie wir bereits sahen, von früh auf mit der Erziehung zu beginnen. In der letzten Klasse erfordert außerdem die Verarbeitung schwerer anderer Lehrstoffe und in den Mittel- und höheren Schulen auch die Vorbereitung auf die Übergangsprüfung oder das Schlußexamen so viel Zeit, daß der hygienische Unterricht zu kurz käme. Vorschläge über die Ausübung der praktischen Gesundheitsunterweisung in der Schule sind von Seiffert[1] und Uhlenhuth[2-4] gemacht worden, denen im ganzen wohl jeder Hygieniker beipflichten wird. Auch im Auslande beschäftigt man sich lebhaft mit dieser Frage[5]. Hoffentlich aber gibt die Vertretung des deutschen Volkes für die heutige deutsche Jugend und damit für die kommenden Geschlechter alsbald ein den gesundheitlichen Forderungen entsprechendes Gesetz. Der Reichstagsausschuß für das Unterrichtswesen beschloß im Jahre 1927, daß das Reichsministerium des Innern und die Preußische Unterrichtsverwaltung unter Beteiligung des Reichsgesundheitsamtes Richtlinien über die gesundheitliche Belehrung von Lehrern und Schülern entwerfen solle, die mit den Ländern alsdann zu vereinbaren wären. Diese Richtlinien für Lehrer und Lehrerinnen (auch Fachlehrer usw.) und für Schüler sind vom Reichsgesundheitsamt unter Zuziehung zahlreicher Sachverständiger ausgearbeitet worden und haben die Zustimmung der Unterrichtsverwaltungen der Landesregierungen gefunden. Eine reichseinheitliche Regelung der gesundheitlichen Volksbildung in den Schulen ist somit zustande gekommen und wird für die heranwachsende Jugend allmählich segensreiche Früchte tragen. Der Reichsausschuß für H. V. fördert den hygienischen Unterricht auch in den Volkshochschulen durch Aufstellung von Lehrplänen und Vermittlung

---

[1] Seiffert: Die praktische Gesundheitsunterweisung in der Schule. Bayer. Lehrerztg **1924**, Nr 46. Hier werden auch besonders die Mittel besprochen, mit denen die Kinder interessiert werden sollen.

[2] Uhlenhuth: Erweiterte Diskussionsbemerkungen auf der Landesversammlung zur Bekämpfung der Tuberkulose, Baden-Baden am 8. November 1925.

[3] Uhlenhuth: Über die hygienische Ausbildung der Lehrerschaft. Soz.hyg. Mitt., Z. f. Gesundheitspolitik u. Gesetzgebung. Karlsruhe: C. F. Müller.

[4] Uhlenhuth u. Seiffert: Ist die hygienische Ausbildung der Lehrer notwendig und durchführbar? Med. Klin. **1924**, Nr 22.

[5] Dufestel: L'Enseignement de l'Hygiène à l'Ecole primaire. La Médicine scolaire, Nr 6, juin 1925.

von geeigneten Vortragenden[1]. Preußische Ministerialerlasse aus
dem Jahre 1927 ordnen an, daß in den gewerblichen Berufs- und
Fachschulen eine Aufklärung über Kurpfuschertum und Geheim-
mittelunwesen gegeben werde und auch die Schulkinder gelegentlich der Unterweisung in der Gesundheitsfürsorge über die durch
Kurpfuscherei entstehenden Gesundheitsschädigungen planmäßig
unterrichtet würden. Die Ausbildung der zukünftigen Lehrer in
der Gesund heitslehre ist in Preußen den pädagogischen Akademien übertragen.

## 4. Belehrung der Volksmasse.

Unkenntnis hy-
gienischen Le-
bens in der brei-
ten Volksmasse.
Von einer Durchdringung aller Altersgruppen mit gesundheitlichen Lehren sind wir aber noch weit entfernt. Und so sehen sich
heute noch die Volkshygieniker der großen Masse der Bevölkerung
gegenüber, in der die reifere Jugend und Erwachsene, Männer und
Frauen, Hand- und Geistesarbeiter der gesundheitlichen Belehrung
dringend bedürfen. Man sollte annehmen, daß bei der hohen durch-
schnittlichen Allgemeinbildung, die das deutsche Volk auszeichnet,
wenigstens die Erwachsenen, die die notdürftigenSchulkenntnisse
auf gesundheitlichem Gebiet durch Beobachtung und Erfahrung
im Leben, durch Lektüre, Anschauung, Vorträge hätten erweitern
können, einigermaßen über den eigenen Körper, seine Leistungs-
fähigkeit, die ihm drohenden Gefahren und deren Vermeidung
Bescheid wüßten und auch über den materiellen Vorteil einer gesundheitlichen Lebensführung mit sich im reinen wären. Davon
kann aber selbst in den sogenannten gebildeten Kreisen kaum die
Rede sein. Vielmehr vereinen sich Trägheit, Gleichgültigkeit und
Unkenntnis oder Vorurteil zu einem Block, der schwer zu bear-
beiten ist. Viele Menschen ergeben sich einem gesundheitlichen
Schlendrian und vergeuden Kraft und Zeit in schädlichen Ge-
nüssen. Sie werden sich des Wertes der Gesundheit, des bedeut-
samsten Teiles ihres Lebensglückes, erst dann bewußt, wenn sie
sie zu verlieren beginnen oder bereits verloren haben. In Zeiten
wirtschaftlicher Blüte wird gegen die Gesundheit gelebt, weil
man „es dazu hat“, in Zeiten wirtschaftlicher Not bisweilen erst
recht, weil man sich betäuben möchte. Weite Volksschichten halten
die Beschäftigung mit Gesundheitsfragen für eine Spielerei,
manche für eine vorübergehende Mode und meinen, wenn der
Mensch nur genug zu essen habe, so sei auch seine Gesundheit

---

[1] Vgl. Bericht „Die Ausbildung der Lehrer und Lehrerinnen in der
Hygiene auf den Lehrerbildungsanstalten“ bei der vom Reichsausschuß
für H. V. am 27. November 1930 veranstalteten Zusammenkunft der
Hygienedozenten an den Lehrerbildungsanstalten.

sichergestellt. Und es dürfte die Frage, die ich auf der großartigen Hygieneausstellung in Dresden im Jahre 1911 zufällig einen Besucher nach dem Verlassen des Pavillons „Der Mensch" an seinen Begleiter richten hörte: „Sage mal, was ist denn eigentlich Hygine?", dem Sinne nach auch gelegentlich sonst wohl wieder einmal zu vernehmen sein. In der einfachen großstädtischen Bevölkerung, die Zeitungen hält und durch Anschauung und Betrachtung im brandenden Leben allerlei Eindrücke auch von gesundheitlichen Erscheinungen und Vorkommnissen empfängt, kann man namentlich bei den industriellen Arbeitern allerdings schon Ansätze von klareren Auffassungen begegnen. In den kleinen Städten und auf dem Lande aber ist es damit noch arg bestellt. Hier möchte man öfters sogar gegen den Einzug hygienischer Fürsorge noch einen Schlagbaum errichten, wie ein solcher auf einem packenden Bilde der Schweizer Zeitschrift „Pro Juventute" vor der ankommenden Gemeindeschwester niedergelassen ist, während hinter ihm die abweisenden Mienen der Gemeindegewaltigen und eine große Tafel mit der Aufschrift „Nüt Neu's" die Aussperrung vollenden. Der Mangel an gesundheitlichen Kenntnissen in allen Bevölkerungsschichten aber ist noch so groß, daß Quacksalber, Marktschreier, Gesundbeter, Spiritisten und Okkultisten eine nach Tausenden zählende Gefolgschaft finden, der sie den Geldbeutel erleichtern, daß Massenpsychosen durch Psychopathen und Geisteskranke ausgelöst werden können. Vorhandene Kenntnisse stehen oft auf so schwachen Füßen, daß das Gerede irgendeiner törichten Person sie leicht über den Haufen wirft.

Eine richtig angelegte, unablässig betriebene Aufklärungsarbeit ist also ein dringendes Erfordernis. Wer aber Lehren annehmen soll, muß hierzu willig sein. Unhygienische Gewohnheiten der Kinder kann man leicht ändern. Viel schwerer ist es, bei Erwachsenen eingewurzelte Bräuche auszuroden und bessere einzusenken. In den höheren Jahren ist der Lernwille nicht mehr groß; es verringert sich auch die Fähigkeit, dem Berufe fernliegende, neue Tatsachen noch in sich zu verarbeiten. Vom Tagewerk ermüdete Menschen begehren nach Ruhe, viele leider auch nach aufreizender Sensation, die wenigsten nach einer Vermehrung ihres geistigen Besitzes. Sie werden das Einpfropfen abstrakter geundheitlicher Begriffe größtenteils ablehnen. Man muß also bei der Massenaufklärung nicht zu viel auftischen — allzuviel Belehrung auf einmal erzeugt Unlust! —, das wenige aber so fein oder so kräftig zubereiten, daß es den Appetit nach mehr anreizt. Der Masse ein gesundheitliches Wissen beizubringen, gelingt noch am ehesten, wenn man die Belehrung in enge Beziehung zu allgemein be-

Nicht zuviel Belehrung auf einmal!

2*

kannten Vorgängen im täglichen Leben setzt und dies an Beispielen zeigt, die den Nachahmungstrieb anregen. So wird z. B. die Vorführung durchgebildeter Gestalten, denen die Körperübung im Freien, in Sonne und Wasser sichtbar leibliche Gesundheit, geistige Frische und Lebensfreude schufen, breite Schichten des Volkes für Spiel und Sport begeistern und dem Gedanken gewinnen können, daß nach dem Fortfall der allgemeinen Wehrpflicht und bei dem zunehmenden Ersatz der menschlichen Leistung durch die Maschine einer drohenden Verkümmerung der Muskelkraft und innerer Organe nur auf diese Weise vorzubeugen ist. „Die Belehrung muß also in erster Linie zeigen, was gesund ist, welche Vorurteile und Fehler unsere Lebensweise, unsere Gesundheit gefährden und wie die Gesundheit erhalten und gestählt werden kann." Diesen Grundsatz aus der Werbeschrift der Gelsenkirchener Kinder-Gesundheitswoche müssen wir uns für jede hygienische Massenaufklärung zu eigen machen. Von vornherein eine alle Zweige der Hygiene umfassende Belehrungstätigkeit einzuleiten, wäre verfehlt. Man wird vielmehr nach den dringendsten örtlichen Bedürfnissen das zunächst Erforderliche auswählen und allmählich erst weiter vorschreiten. Jedes aber der wohl überall wichtigen Gebiete: Säuglings- und Kleinkinderpflege, Tuberkulose, Geschlechtskrankheiten, Alkoholismus, Gesundheitsschutz der Arbeiter birgt so viele allgemeinhygienische Einzelheiten in sich, daß man schon hierbei sorgsam überlegen muß, was der Aufnahmefähigkeit noch zugemutet werden kann. Wir wollen zunächst mit kleinen Erfolgen uns begnügen, aber unermüdlich daran arbeiten, daß sie zunehmen.

### 5. Hilfsmittel zur Aufklärung.

Trefflicher Hilfsmittel zur hygienischen Volkserziehung gibt es mancherlei; sie näher zu betrachten und gegeneinander abzuwägen, ist unsere weitere Aufgabe.

Martin Vogel hat eine ausgezeichnete systematische und kritische Abhandlung „Hygienische Volksbildung" für das Handbuch der sozialen Hygiene und Gesundheitsfürsorge von Gottstein und Teleky (Berlin, Julius Springer 1925) geschrieben und darin auch die Methoden und Verfahren besprochen, die für die Volksbelehrung heute in Betracht kommen. Eine gewisse zwanglose Ergänzung nach eigenen Beobachtungen und Erfahrungen sei mir indessen gestattet. Das hohe Ziel ist des Schweißes vieler Volkshygieniker wert.

Es ist kein Zweifel, daß man alle Methoden nicht überall anwenden kann. Stadtbevölkerung ist anders anzufassen als Landbevölkerung, Erwachsene anders als Kinder, Gebildete anders als Leute von einfacher Bildung. Bei der weitverbreiteten Unkenntnis gesundheitlicher Lehren muß man allgemein das Niveau der zunächst zu vermittelnden Kenntnisse ziemlich tief und ihren Umfang klein halten. Gewisse Belehrungsformen, wie Ausstellungen, Gesundheitswochen verlangen aber wieder eine gewisse Fülle, da sie sonst nur wenig Zuspruch finden. Sind nur geringe Mittel für Aufklärungsmaterial vorhanden, so muß man sich in der Darbietung erheblich einschränken, ohne daß darunter die Gründlichkeit der möglichen Belehrung leiden darf. Kurz, es läßt sich allerorts und jedesmal nicht die Summe der üblichen Mittel anwenden, sondern es muß überlegt werden, welches Verfahren in dem gegebenen Falle den größten Erfolg verspricht. Die Kunst liegt darin, mit wenig Mitteln viel zu erreichen. Von Bedeutung ist aber nicht allein das Was, sondern auch das Wie der Handhabung.

a) Vorträge.

Das Wort ist das älteste Belehrungsmittel der Menschen. Das gesprochene Wort ruft in dem Hörer stärkere Eindrücke hervor als das geschriebene im Leser. Hinzu kommt der von der Persönlichkeit, der Suggestionskraft der eigenen Überzeugung, der Liebe zum Gegenstande, der Sprechkunst, der Mimik, der Geste des Redners ausgehende Einfluß.

Der Inhalt des Vortrages muß klar gegliedert, die Darstellung schlicht und einfach sein. Kurze Sätze, gutes Deutsch! Der Vortrag soll die Lehren einhämmern; er sei frei, der Titel packend. Ein zunächst verblüffender Ausgangspunkt ist nicht zu beanstanden, da er den Zuhörer mit einem gewissen Bann belegt. Natürlich muß das Weitere logisch abgewickelt werden. Rhetorische Kniffe sind erlaubt, gilt es doch, das Interesse zu wecken und wachzuhalten. Auch humoristische Wendungen, das Einflechten von Dichterworten steigern die Aufmerksamkeit und lockern den Druck, der zumal in heutiger Zeit auf dem Gemüt lastet. Wichtig ist, in der Sprache und Aufnahmefähigkeit der Lebensalter und der Volksgruppen zu sprechen, an die man sich wendet. Vorträge in der Mundart der Gegend finden z. B. bei den Landbewohnern von vornherein eine günstige Stimmung. Ausführungen über Geschlechtskrankheiten verlangen naturgemäß höchsten sittlichen Ernst.

Der Vortrag überschreite im allgemeinen nicht eine halbe Stunde. Wenn man sich auf das Wichtigste beschränkt, kann man in dieser Zeit viel sagen. Man denke daran, daß sich in der Versammlung nicht wenig Leute befinden werden, die von ihrer Arbeit kommen, vielleicht noch weite Wege zurückgelegt haben und bereits müde sind. Sprich also deutlich, kernig, bildhaft, volkstümlich, so wirst du bald fühlen, daß die Zuhörer mitgehen. Verfeinere die Darstellung für die gebildeten Kreise, vergröbere sie für die einfachen Volksschichten. Ärztliche Ratschläge vermeide durchaus. Sage nicht alles, was du weißt, sondern laß dir für die Aussprache, wenn sie begehrt wird, noch einiges übrig. Wenn sich der Vortrag mit vergnüglichen Darbietungen, z. B. musikalischen oder theatralischen Aufführungen umrahmen läßt, wird der Besuch zahlreicher sein. In jedem Falle erhebe man ein kleines Eintrittsgeld, um wenigstens einen Teil der Unkosten zu decken, aber auch die Einschätzung der Veranstaltung bei dem Publikum zu steigern. Manch einer meint ja, daß Sachen, die nichts kosten, auch nichts wert seien. Auch den Schulkindern gewähre man nicht völlig freien Zutritt, um ihn nicht als lästige Pflicht empfinden zu lassen.

Wer soll Vorträge halten? Ärzte, Pädagogen, Geistliche, Schriftsteller, Wohlfahrtspersonen, aber nur solche, die wirklich „reden" können. Ablesen kann jeder! Die von den Landesausschüssen oder von dem Reichsausschuß zu verleihenden Vorträge müssen sowohl auf großstädtische wie auf kleine Verhältnisse zugeschnitten sein. Der Redner braucht sich an die Vorträge nicht starr zu klammern; er kann sie ergänzen oder kürzen und auch die Form ändern, wenn er sich hiervon einen nachdrücklicheren Einfluß auf das Publikum verspricht.

Der Reichsausschuß für H. V. vermittelt geeignete Redner, läßt Mustervorträge auch für Ungeübte ausarbeiten und verleiht Lichtbilder und Filmstreifen.

Von manchen Landesausschüssen, Gesellschaften und Vereinen wird eine sehr umfangreiche Vortragstätigkeit durch Ärzte entfaltet. Besonders zahlreiche Vortragsreisen unternimmt jahraus, jahrein der rührige Generalsekretär des Preußischen Landesausschusses. Um unliebsamer Nachrede am Ort zu entgehen, sollten praktizierende Ärzte als Vortragende lieber in Nachbarkreisen im Austausch auftreten. Die deutsche Gesellschaft zur Bekämpfung der Geschlechtskrankheiten hat auch in Fabriken und großen Warenhäusern stark besuchte Vorträge veranstaltet. In vielen Krankenanstalten, Heilstätten, Walderholungsheimen usw. wirken seit langem Vorträge über verschiedene gesundheitliche Teilgebiete auf die Insassen vorteilhaft ein.

Im allgemeinen folgen die Hörer den Darbietungen mit Aufmerksamkeit und Wißbegierde, wie sich aus den oft ausgedehnten Erörterungen des Gegenstandes und verwandter Fragen ergibt.

Der Savonarola der Gesundheitslehre hat uns mächtig aufgerüttelt,
schrieb einmal ein Primaner in einem Aufsatz über den Vortrag
eines unserer bekanntesten Vortragskünstler. Wie muß ihn das
kristallklare Wort und die Überzeugungskraft der seinen Vorschriften nachlebenden Persönlichkeit gepackt haben!

Auch die Bühne ist der hygienischen Volksbelehrung bereits
nutzbar gemacht worden. Der Reichsausschuß für H. V. gibt
Kasperle- und Theaterstücke heraus und organisiert derartige Aufführungen. Die Deutsche Gesellschaft zur Bekämpfung
der Geschlechtskrankheiten ließ die Dramen „Die Schiffbrüchigen", „Olaf" und „Nicht vor den Leuten" in zahlreichen
Wiederholungen von tüchtigen Kräften spielen, das Deutsche
Zentralkomitee zur Bekämpfung der Tuberkulose das
Schauspiel „Blaue Jungen" und das Deutsche Zentralkomitee
zur Erforschung und Bekämpfung der Krebskrankheit
die „Tragödie des Arztes" aufführen.

In Jugoslawien[1] verfügt das dem Ministerium für Volksgesundheit angegliederte Institut für Soziale Medizin in Belgrad über einen
großen Stab von vorgebildetem, berufsmäßigem Aufklärungs-
personal, das je nach den besonderen Erfordernissen in die einzelnen Bezirke des Königsreichs ausgesandt wird und Lichtbild-
vorträge verschiedenster Art, z. B. auch für Geschlechtskranke,
hält. In den Bühnenferien läßt es von Wandertruppen in den
kleinen Provinzstädten eine Anzahl von Stücken gesundheitlich-
belehrenden Inhalts spielen, die von einer steigenden Zuhörerzahl
mit großem Interesse aufgenommen werden.

Die ständig wachsende Schar der Rundfunkteilnehmer in Rundfunkvor-
Deutschland hat viele Hygieniker und Ärzte schon seit Jahren träge.
bewogen, in allen Städten mit Sendestellen solche Vorträge in
systematischer Folge oder zwanglos oder nach augenblicklichem
Bedürfnis zu halten. Nach den Berliner Erfahrungen zu urteilen,
werden diese Vorträge vom Publikum gewünscht. Wenigstens
lassen die nachher bei der Funkstunde einlaufenden zahlreichen
Anfragen und zustimmenden oder ablehnenden Kritiken der Hörer
darauf schließen. Aus diesen Urteilen kann der Vortragende
manche Lehre ziehen. Gegenüber dem Redner in einer Versammlung
hat er es leicht; er liest sein Manuskript ab und braucht hinterher
niemand Rede und Antwort zu stehen. Die sehr verschiedenartige
Zusammensetzung seiner Zuhörerschaft verlangt aber, daß er sich
in der Abfassung erst recht Mühe gibt, einfach und verständlich
bleibt, mehr plaudert als doziert, an das Geläufige anknüpft und

---

[1] Štampar, A.: L'organisation des Services d'Hygiène publique dans
le Royaume des Serbes, Croates et Slovènes. Société des Nations C. H. 326.

danach trachtet, dem Thema den Gegenwartsstempel aufzudrücken, damit der Vortrag dem Hörer zum suggestiven Erlebnis wird. Wichtige Zahlenangaben sind zwei- bis dreimal zu wiederholen, Fremdworte und Fachausdrücke zu erklären, wenn sie durchaus nicht vermieden werden können. Um Abwechslung hineinzubringen, muß der Vortragende bisweilen sich selbst Einwände machen, die er wieder entkräftet. Sehr wirksam sind auch Zwiegespräche zwischen Rednern; in der Vorbereitung auf die Reichsgesundheitswoche ist so das Thema: „Gesunde Wohnung trotz Wohnungsnot" von zwei Berliner Ärzten abgewandelt worden. Der Vortragende spreche nicht lauter als in der gewöhnlichen Unterhaltung, aber akzentuiert, mit Pausen und unter Hebung und Senkung des Tonfalles. Er bilde das Wort v o r n im Munde und widme den Endsilben besondere Beachtung. Ohne diese zu betonen, muß man jedes Wort bis zum letzten Konsonanten oder Vokal klar ausklingen lassen. Eigennamen müssen besonders deutlich gesprochen werden. Der Vortragende spreche langsam, was die Lebendigkeit keineswegs ausschließt, ohne Pathos, Räuspern oder tiefes Atemholen. Er verspreche sich auch nicht. Wer nicht deutlich aussprechen und seine Stimme nicht modulieren kann, bleibe von dieser Vortragsart, die für viele Hörer immer noch etwas Geheimnisvolles hat, lieber fort. Wer „nuschelt" oder ein dünnes Organ hat, ist kein Rundfunkredner! Jeder weiß aus eigener Erfahrung, wie nervös das Anhören eines undeutlichen und monotonen Radiovortrages macht, bei dem man den Redner nicht sieht und nur auf das Wort selbst angewiesen ist. Die vorgeschriebene Dauer von etwa 20 Minuten sorgt dafür, daß der Sprecher sich gehörig konzentrieren muß. Ein Radiovortrag ist daher eine ausgezeichnete Übung für bündige Ausdrucks- und Abhandlungsweise. Stoffe, die man zu einem so kurzen Vortrag zuschneiden und verarbeiten kann, gibt es in der persönlichen und öffentlichen Gesundheitspflege wie in der sozialen Fürsorge genug. Gern gehört werden auch Schilderungen aus dem Lebenswerk großer Hygieniker und Ärzte. Das Manuskript muß auf einzelne Blätter nicht knisternden Papiers geschrieben sein, damit man sie ohne Geräusch beiseite legen kann. Bei richtigem Tempo können in 25 Minuten 10 Schreibmaschinenseiten zu 25 Zeilen gesprochen werden. Es empfiehlt sich sehr, vorher festzustellen, ob die Länge des Vortrages der zur Verfügung stehenden Zeit entspricht.

Der Reichsausschuß für H. V. schafft durch seine Rundfunkabteilung enge Beziehungen zu den einzelnen Sendegesellschaften zwecks Aufnahme von Vorträgen hygienischen Inhalts in die

Sendeprogramme und veranstaltet besondere Radiolehrgänge und -vorträge. Mitglieder des Reichsgesundheitsamts stellen ihm ihre im Berliner Rundfunk gehaltenen, auf viele Gebiete der öffentlichen Gesundheitslehre sich beziehenden Vorträge[1] zur Verfügung, die durch die Pressemitteilungen (siehe später) kostenlos verbreitet werden.

Im Plauderton gehaltene, oft mit lustigen Wendungen und Anekdoten gespickte „Radiotalks", die in kurzen Sätzen den Zuhörer anspringen, bringt die Amerikanische Ärztegesellschaft und das Gesundheitsamt in New York heraus. Die Ansprachen weisen auf wichtige Gesundheitsregeln hin, warnen aber gleichzeitig auch vor Überängstlichkeit.

In seinem mit zahlreichen historischen Belegen versehenen Schriftchen[2]: „Ist die Mitarbeit der Geistlichen bei der hygienischen Erziehung des Volkes nötig und möglich?" bejaht Seiffert die Frage überzeugend. In der Tat sind der Geburtenrückgang, die Abtreibung, die Vererbung minderwertiger Anlagen, der Mutter- und Säuglingsschutz, unhygienische Lebensgewohnheiten, Geschlechtskrankheiten, Alkoholismus, Tuberkulose, Krüppelhaftig-

---

[1] Persönliche und öffentliche Gesundheitspflege; Die wirtschaftliche Bedeutung der öffentlichen Gesundheitspflege; Wie schützt sich das Deutsche Reich vor der Einschleppung von Seuchen?; Der Segen der Schutzpockenimpfung; Die Pockenbekämpfung in Deutschland, England und der Schweiz; Die Behandlung der Impfstelle nach der Schutzpockenimpfung; Wie schütze ich mich vor ansteckenden Krankheiten?; Insekten als Krankheitsüberträger; Die Tuberkulose als Volkskrankheit; Die Tollwut, ihre Bedeutung und Bekämpfung; Der Kropf in seiner Bedeutung als Volkskrankheit; Die Verhütung von Erkältungskrankheiten; Gesundheit und Ehe; Zahnpflege und Volksgesundheit; Das Meeresklima im Dienst der Gesundung der deutschen Jugend; Die Psychopathie, ihre Verhütung und Bekämpfung in der deutschen Jugend; Was soll der Laie von Hypnose wissen?; Leibesübungen und Sport im klassischen Altertum; Die Bedeutung der Sozialversicherung für die Volksgesundheit; Die Gewerbehygiene im Deutschen Reich; Die Fürsorge für Taubstumme, Schwerhörige und Blinde im Deutschen Reich; Können wir uns jung erhalten?; Unhygienische Gewohnheiten im Alltagsleben (2 Teile); Volksmedizin und Aberglaube; Sterben, Tod, Scheintod; Die Entwicklung des Großstadtverkehrs und seine gesundheitliche Bedeutung; die Entstehung und das Wesen heilkräftiger Quellen; Trinkwasserhygiene; Die Vererbung menschlicher Krankheiten; Die Leistungen der deutschen Tuberkulosebekämpfung in den letzten 25 Jahren; Die Bedeutung des Lichts für die Gesundheit; Der Kopf des Menschen in Sage und Sprichwort; Hygiene des Gehörs; Modetorheiten; Wege und Hilfsmittel der hygienischen Volksbelehrung; Die Beziehungen zwischen Witterung und Krankheit; Lockere Zähne — Chronische Erkrankung der Kiefer (Deutsche Welle); Die Internat. Hygieneausstellung Dresden 1930; Robert Koch und sein Lebenswerk; Sorgt für die Augen eurer Kinder!

[2] Seiffert, G.: Aus der Geschäftsstelle der Bayerischen Arbeitsgemeinschaft zur Förderung der Volksgesundheit. Eichstädt: Ph. Brönner 1925.

keit, Kurpfuscherei, ferner gesunder Sport und Wanderungen solche Gebiete, auf denen sich die Mahnungen und Ratschläge des Geistlichen, namentlich auf dem Lande, segensreich bewegen können. Hierzu sich eine eingehendere Kenntnis der Hygiene und der Gesundheitsfürsorge zu verschaffen, ist wohl nicht schwierig. In katholischen Gemeinden bieten nach Seiffert das Brautexamen, die Ehedispense, der Religionsunterricht, die Beichte, die Predigten, die Arbeit in den Vereinen und doch wohl auch die Krankenbesuche und die Erteilung der Sterbesakramente Gelegenheit zur gesundheitlichen Beeinflussung. Für die Ausbildung der Geistlichen empfiehlt er Vorlesungen während der Studienzeit; in den Priesterseminaren sollen die Zöglinge, wie das bereits vielfach schon geschieht, zu Körperpflege und Körperübungen angehalten werden, um den Nutzen an sich selbst kennenzulernen. Man kann dem Wunsche nach Mitarbeit unbedingt auch für den protestantischen Geistlichen (z. B. im Konfirmandenunterricht bezüglich der Säuglingspflege) und den Rabbiner zustimmen. Überall in unserer Heimat herrscht, vorzugsweise in der ländlichen Bevölkerung, noch so viel hygienische Rückständigkeit, daß zur Aussaat gesundheitlicher Wahrheiten uns jeder Helfer willkommen ist. Der Geistliche, der ja nicht selten derselben Gegend und denselben Volkskreisen entstammt wie seine Pflegebefohlenen, kennt ihre Gewohnheiten nur zu gut und vermag den richtigen Ton zu treffen. Von der Kanzel herab hat schon manches sanfte und derbe Wort die Hörer im Tiefsten gepackt. Natürlich wird auch hier nur der stete Tropfen den Stein höhlen. Es wäre ein erfreuliches Zeichen für einen solchen Dienst am Volke, wenn bald ein geistlicher Meister des Wortes gemeinsam mit einem Volkshygieniker eine Predigtsammlung verfaßte, die von anderen als Muster benutzt werden kann.

In der Schweiz halten evangelische und katholische Geistliche am 1. Advent, dem Beginn der Weihnachtssammlung der Stiftung Pro Juventute, eine Werbepredigt. In Polen unterstützten während der Okkupationszeit viele Geistliche durch Ansprache in den Kirchen die deutsche Medizinalverwaltung in ihren Mühen um die Gesundheit der Bevölkerung, und auch in unserem Vaterlande hat der Medizinalbeamte wohl kaum vergebens angeklopft, wenn er die Hilfe des geistlichen Herrn in gesundheitlichen Dingen erbat. So wird der deutsche Seelsorger auch in diesem Werk der Menschenliebe viel Gutes stiften können.

Gesprochene und geschriebene hygienische „Schlagworte" können durch einprägsame Formulierung das Gedächtnis an Beobachtungen durch Auge und Ohr lebendig halten. Durch ihre

Verbreitung kann eine sehr wirksame Gesundheitsreklame getrieben werden, indem man sie im Gespräch dauernd gebraucht oder als Schlagzeile ständig wiederkehren läßt. Man kann sie auch in den Schulen als Aufsatzthemen geben und sie zum Gegenstand von Plakatbewerben machen.

### b) Schriften.

Hinter dem gesprochenen Wort tritt die Wirkung des geschriebenen zurück, selbst wenn der Genius bei diesem die Hand geführt hat. Hier springt der Funke nicht unmittelbar über, und der lebendige Kontakt wird unvollkommen sein. Zum Unterricht oder eigenen Studium ist die Schrift indessen auch für unsere Zwecke unentbehrlich. Man wird sie aber durch Illustrationen verdeutlichen und unterstreichen müssen. Ausgezeichnete, leicht verständliche deutsche Fibeln, Gesundheitskalender, Zeitschriften, Broschüren[1] und Bücher für jung und alt hat Vogel bereits genannt. Von einzelnen Verlagen werden populäre Schriften über Säuglingspflege Standesämtern zur Verteilung an alle jungen Mütter unentgeltlich geliefert. Populäre Denkschriften des Reichsgesundheitsamts sind der „Leitfaden für die erste Hilfeleistung an Bord von Seefischereifahrzeugen"[2], die „Anleitung zur Gesundheitspflege auf Kauffahrteischiffen"[3] und das Werk „Blattern und Schutzpockenimpfung"[4]. Anläßlich der Internationalen Hygieneausstellung in Dresden 1930/31 wurden im Reichsgesundheitsamt reich illustrierte „Fingerzeige zur Bewertung der Lebensmittel und Nahrung"[5] ausgearbeitet. Belehrung über Ernährung und Hauswirtschaft verbreitet auch das Organ der Hausfrauenvereine, die „Berliner Hausfrau" und die im Ullstein-Verlage erscheinende „Praktische Berlinerin".

Es wurde schon angedeutet, daß die Kurpfuscherei gemeinhin noch immer nicht genügend als ein Krebsschaden für die Volksgesundheit angesehen wird. Blindlings werden von den Vielzuvielen die in den Vorträgen, Schriften und Zeitungsankündigungen[6]

---

[1] Bornstein, K.: Hygiene! Sozialhygiene! Kulturhygiene! Dresden: E. Deleiter.

[2] 2. Auflage. Berlin: Julius Springer 1930.

[3] 6. Auflage. Berlin: Julus Springer 1929.

[4] 4. Auflage. Berlin: Julius Springer 1925.

[5] Verlag des Dtsch. Hygienemuseums (Deutscher Verlag für Volkswohlfahrt), Dresden-A.

[6] Die Deutsche Gesellschaft zur Bekämpfung des Kurpfuschertums hat eine Prüfungsstelle für Zeitungsanzeigen eingerichtet und mit dem „Verein deutscher Zeitungsverleger", dem rund 20 000 Zeitungen angeschlossen sind, Richtlinien vereinbart, nach denen Annoncen auf ihre

dieser üppig emporgewachsenen Irrlehre niedergelegten Auffassungen und Ratschläge aufgegriffen und befolgt. Die oft gewandt geschriebenen Artikel verführen durch geschickte Darstellung und bedenkenlose Behauptungen den unsachverständigen Leser, dessen Urteil nicht ausreicht, um Wahres vom Falschen zu unterscheiden. Eine Gegenaktion mit gleichen, aber gerechten Waffen müßte in weit größerem Maßstabe eingeleitet werden, als es heute z. B. durch den „Gesundheitslehrer" der Gesellschaft zur Bekämpfung des Kurpfuschertums geschehen kann. Wenn der Einzelne von Jugend auf in hygienischer Kenntnis und Übung erzogen wird, dürfte allerdings die Kritik das ihre tun, um mit dieser unheilvollen Erscheinung womöglich aufzuräumen.

Sehr verdienstvoll haben nun schon über 30 Jahre die deutschen „Blätter für Volksgesundheitspflege", die jetzt die Zeitschrift des Preußischen Landesausschusses für Volksbelehrung sind, auf allen hygienischen Gebieten den Kampf gegen Unsitten und Mißbräuche geführt und volkserzieherisch gewirkt. Auch der „Ärztliche Wegweiser", Halbmonatsschrift für Hygienische Volksbelehrung, Berlin (Dr. Georg Maschke) beteiligt sich seit Jahren daran, ebenso die „Gesundung" für die rund 350000 Mitglieder der Reichsbahnbeamten-Krankenversorgung, die Zeitschrift „Gesundheit" für das in den Ortskrankenkassen vereinigte berufstätige Volk u. a.

Hervorzuheben wäre hier auch die von der Ärztegesellschaft der Vereinigten Staaten von Nordamerika herausgegebene, künstlerisch und typographisch hervorragend ausgestattete, vielgelesene Monatsschrift Hygeia (The Health Magazine). Auch der Surgeon General der Vereinigten Staaten nimmt sich der Volksaufklärung an und veröffentlicht wöchentlich kurze „Gesundheitsneuigkeiten" (im Februar 1931 z. B. über Klima und Tuberkulose, Bleivergiftung durch Spielzeug und die Ergebnisse von Untersuchungen über verschiedene Probleme der Volksgesundheit). Sehr gut redigiert ist ferner die Monatsschrift „Das Hörrohr" des Verbandes der Ärzte Deutschlands (Hartmannbund).

Schweizer Lehrer schreiben für ihre Fachblätter Muster von hygienischen Schullektionen, die sich immer auch an Herz und Gemüt wenden, oft große Taten der Menschenliebe beleuchten und die Jugend zur praktischen Mithilfe in der Kinderfürsorgebewegung anfeuern. Zu erwähnen wären hier auch die Broschüren

---

Aufnahmefähigkeit im Sinne der Volksgesundheit geprüft werden. Diese Prüfungsstelle wird auch von zahlreichen Einzelfirmen bereits in Anspruch genommen.

über „Handarbeitstätigkeit für Schulentlassene" und die „Mutterbriefe" der 1912 begründeten Schweizer Stiftung „Pro Juventute". Vor allem aber ist deren Monatszeitschrift für Jugendfürsorge und Jugendpflege rühmend hervorzuheben, die von einer Höhe des Verantwortungsgefühls, von einer Treffsicherheit, Mannigfaltigkeit und Innigkeit des Inhalts Zeugnis ablegt, wie sie nicht leicht wieder erreicht werden dürften. Wer einige Jahrgänge aufmerksam durchliest, wird mit mir darin übereinstimmen. So erfüllt die Zeitschrift hochgelobt die vornehme Aufgabe der Stiftung, die Verantwortlichkeit für die Jugend und in der Jugend zu beleben und zu vertiefen. Sie besitzt aber auch ein Publikum mit durchschnittlich reinerem Geschmack, als er sich zur Zeit bei uns vielfach noch in der Bevorzugung seichtester Lektüre und oberflächlichster Vergnügungen kundtut. Die für die reifere Jugend bestimmte Schriftreihe „Junge Schweizer", ein Blatt der Freizeitbeschäftigung für Knaben und Mädchen, das in einem Jahr eine Verdreifachung der Abonnentenzahl erreichte, der „Schweizer Kamerad" und ein ähnliches Blatt „Écolier Romand" für die romanische Schweiz sind weitere ehrenvolle Kundgebungen.

Einige Worte über die Verwendung der Poesie. Gereimte Poesie und Gesang. Gesundheitsregeln lernen sich leichter als solche in ungebundener Sprache. In amerikanischen Schulen singen die Kinder in jeder Klasse andere gesundheitliche Lieder. Für Kinder ist diese Lehrmethode sicher auch sehr angebracht. Nur gibt es, abgesehen von den schönen deutschen Wanderliedern, noch zu wenig derartige Erzeugnisse bei uns. Ein hübsches Schielied in Schwyzer Dütsch aus dem Februarheft 1926 von „Pro Juventute" möge hier folgen:

### Schie-Lied.

1. Mier fahre Schie dur Täler us und ie, und wen i chünig wär, i lüff dervo. I lüff und lüff dem Himmel zue mit brave Brätter a de Schueh und tät den Ängel pfieffe, si sölle mi begrieffe.

2. A Christianiasschwung, a hüsli-höche Sprung i tiefe Pulverschnee, was wotsch no meh! Das stübt und würblet Wulken uf, wär flügt, steit hurti wieder uf; wär das nit cha uf Ärde, sött nie a Ratsherr wärde.

Melodie s. Berner Schulblatt, Schulpraxis S. 29 (1924).<br>H. Schraner, Lehrer, Matten b. I.

Ich möchte glauben, daß man geeignete Regeln auch in Kouplets, Schnadahüpfl'n und dergleichen heiteres Gewand wirkungsvoll einkleiden kann. „Lerne lachend" ist ein bewährtes Motto! Zu wünschen wäre es freilich, daß deutsche Dichter sich der Verherrlichung einer gesunden Lebensweise, namentlich auch der Körperübung in Sonne, Luft und Wasser, des Bergsteigens,

des Eislaufs (der Goethe und Klopstock zu Gedichten begeisterte)
mehr annähmen. Diese tiefen Bronnen der Stärke, der Geschick-
lichkeit, der Schönheit sind noch längst nicht ausgeschöpft. Und
sind die innigen Beziehungen des Menschen zur Natur in Ruhe
und Erregung, der Trotz, den er den Elementen entgegensetzt,
um sie zu überwinden, die harmonische Ausbildung der vollen
leiblichen und geistigen Persönlichkeit durch eigene Kraft nicht
würdige dichterische Vorwürfe? Ein schmales Bändchen „Poesie
der Leibesübungen", gesammelt von Carl Diem, ist im Verlage
von A. Reher, Berlin, erschienen.

Der Reichsausschuß für hygienische Volksbelehrung
veranstaltete ein Preisausschreiben für Ärzte über gereimte, kurze
und schlagende Gesundheitsregeln.

*Inschriften und Sprüche.* In Verkehrsmitteln und in Räumen, in denen Menschenan-
sammlungen stattfinden, wie in Eisenbahnwagen, Autoomni-
bussen, in Kirchen, Standesamtszimmern, Schulzimmern und
-korridoren, Fürsorgestellen, Wartesälen, Postabfertigungsräumen
u. a. sollte man an auffälliger Stelle dem Zweck des Raumes entsprechende Gesundheitsregeln in würdiger Form der Öffentlichkeit
unterbreiten. Das Spuckverbot in deutschen, italienischen und
anderen Gotteshäusern und in deutschen Eisenbahnen, drastische
Wandinschriften über gesundheitliche Mißbräuche in Schweizer
Tuberkulosefürsorgestellen (wie: Du spuckst in die Lunge deines
Nächsten, wenn du den Auswurf auf den Boden entleerst) haben
sicher bereits einen gewissen Nutzen gestiftet. Aber man könnte
auch seitens der Behörden hierin noch viel weiter gehen.

*Merkblätter.* Die Wirkung von Merkblättern wird von manchen Seiten ge-
ring eingeschätzt. Freilich beobachtet man ja nicht selten, daß
z. B. die amtlichen Verhaltungsvorschriften für die Angehörigen der
Erstimpflinge und für die Wiederimpflinge bald nach der Aushän-
digung fortgeworfen werden, und daß öfters wohl auch die vom
Reichsgesundheitsamt ausgearbeiteten Merkblätter für Eheschließende zerknüllt in den Korridoren der Standesämter umher-
liegen. Meist werden sie aber doch mitgenommen und vielfach auch
gelesen und beachtet. Das Reichsgesundheitsamt hat jedenfalls mit seinen volksbelehrenden Merkblättern[1] für Eheschließende,
über Cholera, Typhus, Ruhr, Diphtherie, Grippe, Tuberkulose,
Alkohol, Geschlechtskrankheiten[2], die Mückenplage und ihre
Bekämpfung, die Fliegenplage und ihre Bekämpfung, über Be-

---

[1] Berlin: Julius Springer.
[2] Allgemeine gesundheitliche Belehrung; Belehrungsmerkblätter für
kranke bzw. für aus der Behandlung entlassene Personen; Merkblätter für
kranke Seeleute auf Schiffen mit und ohne Arzt.

kämpfung der Ratten und Hausmäuse, mit dem Kreuzottermerkblatt und demjenigen über Bartflechte und scherende Flechte, über Bandwurm und Trichinen, ferner mit dem Merkblatt „Tod dem Ungeziefer", über Milch, Pilze, Teemischungen, dem Merkblatt über Kohlenoxydvergiftung im täglichen Leben, dem Elektrizitätsmerkblatt (elektrische Unfälle in der Haushaltung), sowie dem Merkblatt für Arbeiter in Chromgerbereien, dem Blei- und dem Lärmmerkblatt für gewerbliche Betriebe keine schlechten Erfahrungen gemacht. Sie wurden in vielen Exemplaren nicht nur beim Verleger, sondern auch beim Amte selbst nachbestellt, zumal bei Neuauflagen zeitgemäße Änderungen stattfanden. Gemeinden, allerlei Schulen, Gewerbebetriebe bedienen sich ihrer oft auch als Grundlage für einen aufklärenden Unterricht. Das Reichsgesundheitsamt wird seine Merkblätter im Bedarfsfalle also noch weiter zu vermehren suchen. Erfolgreich hat sich auch das vom Deutschen Roten Kreuz[1] herausgegebene Merkblatt „Wie erhalten wir uns gesund? Zehn Gesundheitsregeln für Jedermann" und das vom Reichsmilchausschuß herausgebrachte „Milchmerkblatt" erwiesen. Wichtig ist, diese Belehrungen von sachverständigen zentralen Stellen herauszugeben, schon damit eine neue Bearbeitung erleichtert wird; kleiner Druck, ungegliederter, eintöniger Text sind zu vermeiden. Auch Merkblätter mit Reim (Knüttelverse) und Bild haben ihren Weg gemacht; eine Dosis Humor kann dabei nicht schaden. Gesundheitsregeln und Gebote in solcher Form dürften sich gewiß leichter einprägen. Der alte, von Dr. med. Hoffmann verfaßte und illustrierte Struwwelpeter, eine Sammlung von Merkblättern für Kinder, wird nicht umsonst noch heute verlegt. Mit Recht geschätzt sind auch die von Medizinalrat Dohrn verfaßten drastischen Mahnungen trotz und wegen ihrer etwas grobschlächtigen Zeichnung und Farben. Es läge nahe, daß die Bilderbogen „aus Neu-Ruppin, gedruckt bei Gustav Kühn", die seit vielen Jahrzehnten manches Wissen in eigenartiger Form verbreiteten, sich auch mit der hygienischen Aufklärung, insbesondere in der ländlichen Bevölkerung, befaßten. Der Reichsausschuß für H. V. hat in seinem Archiv eine Sammlung von Merkblättern angelegt, um Anfragenden über bereits Vorhandenes Auskunft geben zu können und solche Persönlichkeiten, die etwa Merkblätter verfassen wollen, vor Doppelarbeit zu bewahren. Er gibt Mustermappen für populäre Merkblätter heraus, die viel Anklang gefunden haben.

Gesundheitsunterweisungen auf die Rückseiten von Formu

---

[1] Bearbeitet vom Reichs- und Preußischen Landesausschuß f. H. V. und der Arbeitsgemeinschaft sozialhygienischer Reichsfachverbände.

laren, Quittungen usw. aufzudrucken, empfiehlt sich kaum, da sie hier zumeist unbeachtet bleiben werden. Dagegen könnte man daran denken, auf Massenartikeln wie Bonbons-, Schokoladenkartons knappe Gesundheitsbelehrungen mit Anpreisung des Inhalts zu verbinden, z. B. „Sarotti-Milchschokolade, schmeckt am besten, wenn dein Mund sauber ist", auf Seifenpackungen: „Es hat sich noch kein Mensch zu oft gewaschen" und dergleichen mehr.

Die bereits mehrfach erwähnte Stiftung „Pro Juventute" in Zürich legt der Hilfe der Tageszeitungen einen so hohen Wert bei, daß sie den Vorstehern ihrer zahlreichen Geschäftsstellen Tagespresse. hierfür eindringliche Ratschläge in die Hand gegeben hat. Ich möchte einige Sätze aus diesem Rundschreiben wörtlich anführen.

„Eine der vorzüglichsten Waffen ist heute die Presse. Sie reicht in alle Mansarden und Berghöfe hinauf. Presse und Fürsorgearbeit sind unzertrennlich. Solide Pressepropaganda ist ein Stück geduldiger Volkserziehung. Erziehen aber heißt hier, nicht nur etwas einmal bekanntmachen, sondern langsam den Willen gewinnen, werben. Zehn kurze Artikel sind besser als ein langer. Liebe zur Sache, Vertrautheit mit dem Volke und eine gewisse Gabe, klar und volkstümlich zu schreiben, schlägt bald die Brücke zum Schriftleiter und zum Leser. Dein Stoff? Sei zunächst dein eigener Reporter! Ohne Fühlung mit dem Volk und seinen Erlebnissen merkst du nicht, wo es der Schuh drückt. Das Leben liefert die schlagendsten Beweise, und Beispiele sind besser als dürre Gedanken. Lege dir selbst eine kleine Materialsammlung an, beute Zeitschriften und Tageblätter aus, bitte uns um Bücher, Broschüren, einzelne Artikel, Klischees zu Illustrationen. Der gleiche Artikel paßt nicht für jedes Blatt, für Bauern und Arbeiter, katholisch und evangelisch, freisinnig und konservativ. Die Zeitung ist keine Windfahne, sondern eine Persönlichkeit. So muß auch der Artikel ihrem Charakter entsprechen. Das Publikum liest oberflächlich, ist aber zugleich anspruchsvoll. Deine Mitteilungen seien daher abwechslungsreich; wähle Stoffe, die möglichst viele interessieren. Tritt mit einem freundlichen Gesicht vor die Leser. Jeder Artikel, auch der ernste, soll ein Stück blauen Himmel und die Sonne zeigen. Kein schlechtes Deutsch! Auch die schlichte Mitteilung sei sorgfältig geschrieben; sag' deine Sache kurz und klar. Dein Stil sei aber bildhaft und anschaulich, warm und doch sachlich, ohne falsche Intimität. Spitzmarke und Titel seien zügig gewählt. Sei dankbar für redaktionelle Änderungen an deinem Manuskript; der Schriftleiter weiß schon, wie die Sache am besten auf den Leser wirkt. Verliere die Geduld nicht, wenn sich zunächst kein Erfolg zeigt. Auf Opfer, die den anderen dienen, ist auch dies Stück sozialer Arbeit eingestellt. Was so von Herzen kommt, geht auch zum Herzen."

Eine wohldurchdachte Weisung, die auch auf deutsche Verhältnisse durchaus paßt. Frische Tätigkeitsberichte und Ankündigungen der Stiftung selbst füllen z. B. im Züricher Tagesanzeiger oft eine volle Seite. Auch mir scheint es besonders wichtig zu sein, den Samen der Volksbelehrung in alle Tageszeitungen hineinzustreuen. Hier werden solche Artikel von jung und alt gefunden.

Es wird sich keine Zeitung von der „Roten Fahne“ bis zur „Kreuz-
zeitung“, vom „Käseblättchen“ bis zur „großen Zeitung“ gegen
solche Zusendungen sperren, wenn der Inhalt dem Verständnis
der Leser und dem Charakter der Zeitung entspricht. Gesundheitsbelehrung kann „Links“ und „Rechts“ geschrieben werden,
da sie niemals links oder rechts ist, sondern unpolitisch und un-
parteiisch jedem Volksgenossen hilft. Daß selbst die kleinen
„Kreisblätter und Zeitungen“ im allgemeinen solche Stoffe gern
aufnehmen, hat auch in früheren Zeiten mancher beamtete
Arzt erfahren können. Richten doch schon aus eigenem Antriebe
große und mittlere Zeitungen bei ihren Lesern die Aufmerksamkeit auf gesundheitliche Fragen; bei einigen sind sogar Ärzte als
Redakteure angestellt oder als ständige Mitarbeiter beschäftigt.
Manche von ihnen beschränken sich allerdings nur mehr auf eine
wöchentliche Medizinische Rundschau, die über Krankheiten be-
richtet und neue wissenschaftliche Forschungen, Heilverfahren und
Heilmittel mitteilt. Grundregel aber sollte sein, dem Laien
nur gesicherte Tatsachen der medizinischen Forschung
zu vermitteln! Eine stattliche Reihe von Belehrungsaufsätzen,
die aus dem Hamburger Hygienischen Staatsinstitut stammen,
hat vor einiger Zeit der „Hamburgische Korrespondent“ veröffentlicht. Kürzeren Artikeln über wichtige Krankheiten und Seuchen,
Nachrichten über gesetzliche Maßnahmen und Verordnungen, über
Kurpfuscherei, lokale und allgemeine Gesundheitsstatistik u. a.
kann man aber gelegentlich in fast allen Zeitungen begegnen.
Pressekorrespondenzen verschaffen auch der mittleren Zeitung
solchen Stoff. Für die Versorgung der kleinen Lokalpresse (Kreisblätter) wäre es indessen immer höchst verdienstlich und zu wünschen, daß Medizinalbeamte, Schul- und andere Kommunalärzte,
Lehrer und andere Volkserzieher sie mit kürzeren gesundheitlichen Abhandlungen oder Mitteilungen versehen, und zwar
namentlich mit solchen, die für die örtlichen Verhältnisse von
Bedeutung sind. Eine einfache Statistik mit Erläuterung braucht
man dabei nicht zu scheuen. Verhaltungsmaßregeln bei Epidemien
dürften dankbar begrüßt werden. Sehr wertvoll würden auch
kleine Abbildungen sein; die Klischees hierzu müßten von den
Landesausschüssen bereitgestellt werden.

Von großem Vorteil wäre es, wenn auch Familienzeit-
schriften im Range des Daheims, der Gartenlaube, des Uni-
versums häufiger kleinere hygienische Abhandlungen zur Volksbelehrung enthielten. Dies wäre auch wohl eine schöne Aufgabe
der Münchener „Jugend“ in Prosa, Poesie und Bild. Und könnte
nicht die leichtgeschürztere Belletristik in der Art des „Magazins“,

des „Uhu" usw. hierfür gewonnen werden, zumal sie in großer
Auflage erscheint und massenhaft gekauft wird? Der Presse nur
Rohstoff zu geben, empfiehlt sich dort, wo in kurzer Zeit zu ein-
dringlicher Werbung für einen bestimmten Zweck vielerlei Anregungen in viele Blätter gelangen sollen, oder wo der Einsender
sich selbst eine geeignete Fassung nicht recht zutraut. Sonst
schreibe man selbst, was man für ersprießlich hält. Auch die
Presse schätzt Persönlichkeitswerte. Und es besticht manchen
Leser kleiner Blätter doch nicht wenig, wenn er sieht, daß „unser
Herr Medizinalrat" oder „unser Herr Doktor" selbst den Artikel
geschrieben hat.

Um durch die Presse in Stadt und Land hygienische Aufklärungsarbeit zu leisten, hat der Reichsausschuß für hygienische Volksbelehrung eine eigene, ärztlich geleitete Presse-
stelle geschaffen. Allmonatlich werden in einer Auflage von
2500 Stück Pressemitteilungen in Form von kurzen volkshygienischen Artikeln den mittleren und kleineren deutschen Zeitungen
zum kostenlosen Abdruck zur Verfügung gestellt (darunter auch
solche in Maternform und mit Abbildungen). Ferner erhalten
einige Pressekorrespondenzen, z. B. der amtliche Preußische und
Thüringische Pressedienst, kurze Artikel, die an aktuelle Fragen
und Geschehnisse anknüpfen. In den versorgten Bezirken sind
Vertrauensleute wie Kreisärzte, Kommunalärzte, Lehrer, Geistliche gewonnen, die ihren persönlichen Einfluß auf die Zeitungen
geltend machen und unter den Artikeln nach den lokalen Bedürfnissen eine Auswahl treffen. In Aufrufen wurde die deutsche
Ärzteschaft gebeten, ihre Bereitwilligkeit zu literarischer Mitarbeit
an die Pressekorrespondenz zu erklären. Die Arbeiten sollen
gesundheitliche und hygienische Fragen behandeln, die den
Durchschnittsleser für die Gesunderhaltung seines eigenen Körpers
persönlich und praktisch interessieren, müssen kurz gehalten
(60—70 Schreibmaschinenzeilen), gemeinverständlich und volkstümlich geschrieben sein. Originalartikel hygienischen Inhalts
werden neuerdings auch an Kalender, Familien-, Frauen-, illustrierte und andere Zeitschriften vermittelt.

### c) Abbildung.

Anschauung ist das Fundament der Erkenntnis. Das Bild gibt
die größte Anschaulichkeit, vermag ohne nähere Erklärung aus-
zukommen und seinen Inhalt allein deutlich zu machen. Schon
die Kreidezeichnung, die der Lehrer mehr oder minder kunst-
voll an die Wandtafel malt, hilft dem Schüler zu besserem Verständnis der mündlichen Darstellung. Sehr bewährt haben sich

auch die Zeichnungswettbewerbe, die vom Reichsausschuß für H. V. zum Festhalten der erworbenen Kenntnisse in den Schulen angeregt wurden. Die eingesandten Arbeiten zeigten viel Originalität und technische Fertigkeit. Illustriert das Bild einen Text, so wird dieser plastischer und blutvoller. Für Lehrzwecke ist es unentbehrlich und wird z. B. in Büchern und Schriften auch vielfach angewandt. Aber selbst dort, wo man, wie namentlich zum Zwecke des Selbststudiums bei Leuten mit Volksschulbildung, das Eindringen in den Stoff auf alle Weise erleichtern muß, wird man gut tun, mit Abbildungen nicht zu verschwenderisch umzugehen. Man begegnet nicht selten Büchern, in denen die vielen Illustrationen, die man nicht immer als Vollbilder zwischen den Druckseiten unterbringen kann, den Text und den gedanklichen Faden zerreißen, so daß sie mehr ablenken als dem Verständnis des Buches nützen. Bei Werbeschriften braucht man indessen mit charakteristischem Bildwerk nicht sparsam zu sein, da man den Text absichtlich knapp hält, um die Überzeugungskraft des Bildes sich voll auswirken zu lassen. In den Text Annoncen von Handelsfirmen einzufügen, muß unbedingt verworfen werden. Es empfiehlt sich, die Abbildungen auf ihre Richtigkeit vom Arzt vorher prüfen zu lassen. Dies gilt auch für Werbeplakate und Werbebilder. Sie sollen im Nu das Interesse des Publikums erwecken, in die Augen springen und fesseln. Überstürzen sie sich, so verwischt sich der Eindruck, auch wenn sie verschiedene Gebiete der gesundheitlichen Belehrung darstellen und jedes einzelne gut erdacht ist. Zur Werbung für eine Ausstellung oder eine Gesundheitswoche genügt ein schlagkräftiges Plakat, dessen Erfindung man dem künstlerischen Wettbewerb überlassen muß. „Das Auge" der Internationalen Hygiene-Ausstellung in Dresden von 1911, die „einen Schmiedehammer aus der Erde reckende Faust" einer deutschen Gewerbeausstellung waren äußerst gelungene Beispiele für eine treffsichere künstlerische Leistung. Ebenbürtig sind diesen amerikanische Plakate, die zwar etwas übertreibend, aber machtvoll, z. B. zum Kampf gegen die Geschlechtskrankheiten aufrufen.

Ein solches bringt z. B. lediglich eine Wiege ohne Kind mit der Unterschrift „Leer!". Ein anderes zeigt den Lokomotivführer auf der Maschine, der sich hinauslehnt, um die Bahnstrecke vor sich zu überschauen. Unterzeichnet ist das Bild mit der Mahnung: „Er trägt die Verantwortung für die, die hinter ihm kommen; tragt auch ihr sie für eure Nachkommenschaft!" Ein drittes rät Ehebewerbern die ärztliche Untersuchung an und veranschaulicht dies, indem es einen jungen Mann und ein Mädchen verbundenen Auges einem Abgrund zuschreiten läßt.

Gesundheitliche Vorgänge scheinen aber im allgemeinen die Phantasie der berufsmäßigen Maler und Graphiker noch wenig

3*

zu befruchten. Jedenfalls begegnet man auf den den Bildprüfungs-
kommissionen eingereichten Entwürfen bisweilen einer erstaun-
lichen Erfindungsarmut, und die alten Symbole der Schlange, des
Lebensbaumes, der aufgeschlagenen Belehrungsbücher (womöglich
noch ausländischer) kehren immer wieder. Es spricht für die Güte.
wenn man sich bei einem Werbeplakat mancherlei denken kann.
So wird „das dem Sternhimmel nahe Auge" der Dresdener Ausstellung verschiedenen Betrachtern verschiedenes gesagt haben.
Mir war es das Auge des Goetheschen Türmers „Zum Schauen
bestellt". Manche Plakate und Werbebilder leiden infolge Über-
ladenseins mit figürlichen Darstellungen unter zu großer Lehr-
haftigkeit, besonders wenn auch ausgedehnte textliche Erklärungen gegeben werden. Immerhin sind, besonders auch aus
dem Auslande, zahlreiche völlig gelungene Plakate und Werbebilder bekannt geworden.

So z. B. könnte eine Abbildung aus der Schweizer Monatsschrift „Pro
Juventute" ausgezeichnet als Plakat für eine Ausstellung über Mütter-
und Säuglingsschutz Verwendung finden. Auf einer blumigen Alm steht
eine Kuh, deren Gesichtsausdruck tiefes Staunen verrät. In einer Wiege
vor ihr liegt ein Säugling, der aus einer großen Milchflasche trinkt. Die
Unterschrift heißt: „Weiß denn deine Mama noch nicht, daß für Säuglinge
die Muttermilch die beste Nahrung ist?" Im Hintergrunde des Bildes ragen
die gewaltigen Berge, bedeckt mit ewigem Eis und Schnee als Symbole
der kühlen, unwandelbaren Wahrheit. Eine weitere Abbildung aus der
gleichen Zeitschrift wäre als Werbebild für einen Kleinkinderschutz-Tag
brauchbar. Ein Versammlungsraum, voll von Kleinkindern. Auf hoch-
gestufter Rednertribüne ein Mädel von etwa 5 Jahren in der Haltung eines
Volksredners. Die Fragen, über die es spricht, sind auf Wandtafeln zu
lesen: „Unser gesetzliches Recht auf Kleinkindererziehung! Die Mutter
gehört ins Haus! Gebt uns Spielplätze — Automobilgefahr!" Die Mienen
der Zuhörer sind höchst gespannt. Man meint Zwischenrufe der Zustimmung
zu vernehmen. Darunter steht: „Kleinkinder können ihr Recht nicht selbst
verteidigen. Tun w i r es für sie!" Und noch zwei Zeichnungen aus derselben
Quelle über Kinderernährung. An dem Beschauer vorbei marschieren im
Kreise Erbsenbüsche, Rettich und Radieschen, Salat, Weißkohl, Mohr-
rüben, Kohlrabi in menschlicher Haltung und mit Menschengesichtern.
doch als Pflanzen deutlich erkennbar. Kleine Vögel zwitschern einen
munteren Text dazu. Die Unterschrift lautet: „Eßt mehr Vegetabilien,
schränkt die Eiweißernährung durch Fleisch und Eier ein!" Endlich:
„Auf dem Küchentische nahen sich im Zuge Milchkrug, Käselaib, Kakao-
päckchen, das Brot, ein Haferbreitöpfchen und Einmachegläser mit Früch-
ten. Einige von ihnen blicken ernst, andere lustig und lockend darein,
während vom Tellerborde Kaffee- und Teekanne grämlich herabschauen.
Die Erklärung: Statt Kaffee und Tee empfiehlt der Arzt für den Früh-
stückstisch der Kinder: Milch und Kakao, Käse[1] oder Butter, Haferbrei
und Früchte."

Neben allem Ernste tritt in diesen Bildern auch der Humor

----

[1] Der Schweizer Hartkäse enthält bis 50% Butterfett.

in sein Recht, um die Idee zu unterstützen. Es ist schon erwähnt, daß er in Vorträgen und Schriften wie Blumen in Kornfeldern erheitert und erfrischt. Der humoristische Einschlag auf Bildern, der besonders in Amerika so beliebt ist, verdient eine kurze Betrachtung. Bekanntlich ist der amerikanische Humor grobkörniger, trockener, grotesker und vielleicht auch ein wenig oberflächlicher als der deutsche. Dieser ist tiefer und gemütvoller. Man vergleiche Schriftsteller wie Mark Twain, Bret Harte und Wilhelm Busch, Fritz Reuter, Wilhelm Raabe. Mögen auch unsere Plakat- und Werbebildkünstler dies bedenken und danach handeln. Jedenfalls scheint mir die Art des Humors, wie sie in schweizerischen und holländischen Abbildungen zutage tritt, für uns die stamm- und wesensverwandtere zu sein. Auch unsere deutschen Humoristen blicken aus einem ,,lachenden" und — weit entfernt von Tränenseligkeit — ,,aus einem weinenden Auge". Immer aber sei der Humor dezent und taktvoll!

Werbebilder mehr als Schmuck und zur Anregung findet man bereits in amerikanischen Tageszeitungen. Die Werbepostkarten der Stiftung Pro Juventute stellen sehr feine farbige Wiedergaben von Werken Schweizer Maler wie Röthlisberger, Franzoin u. a. oder Werke der Schwarzweißkunst dar. Vielfach sind es Heimatstrachten- und Märchenbilder ernster und heiterer Art. Die künstlerischen Telegrammformulare der Stiftung, auf denen die Post den Inhalt des eingegangenen Telegrammes niederschreibt und die es in vornehm geschmücktem Umschlag austragen läßt, nehmen auf frohe und traurige Ereignisse Rücksicht. In älterer Malart ausgeführte Blumenstücke und -girlanden oder in neuzeitiger Darstellungsweise, z. B. eine in phantastischbunte Umgebung gestellte große weiße Taube mit vierblättrigem Kleeblatt im Schnabel, zieren die Glückwunschtelegramme, während auf der Teilnahmebekundung in Schwarzweiß ein präraffaelitisch gehaltener Engel einen knienden Leidtragenden zu sich aufrichtet. Die Werbemarken tragen die schönen Wappen der verschiedenen Kantone oder liebliche Kinderköpfe in Tracht. Aus dem Verkauf dieser Werbebilder verschafft die Stiftung für sich und ihre Ortsgruppen einen sehr beträchtlichen Teil ihrer Finanzmittel (so im Jahre 1929 für Marken und Karten rund 770000 Franken). Schweden verwendet Telegramme zur Werbung. Neuerdings bedient sich auch das Deutsche Reich solcher Werbemittel durch seine Wohlfahrts- und Nothilfepostzeichen und -postkarten, z. B. zur Kräftigung der Jugend.

Das Stadtgesundheitsamt in Höchst a. M. versendet bei der Geburt eines Kindes an jede Mutter eine mit dem Bilde eines

strampelnden Säuglings geschmückte Karte, auf der herzliche
Glückwünsche ausgesprochen sind und zum Besuche der Mütter-
beratungsstelle dringend eingeladen wird.

Statistische<br>Schaubilder. Der Veranschaulichung von Statistiken durch Zeichnung
in Kurven-, Säulen-, Kreisausschnitt- oder Würfelform möchte
man neuerdings nur eine geringe Zugkraft beimessen. Man be-
hauptet, daß sie nur Langeweile erzeugen und darum nicht angesehen werden. Auf Ausstellungen ist denn auch öfters die Beobachtung gemacht worden, daß die Besucher diejenigen Räume
schnell durchwandern, in denen statistische Tafeln in Massen
hängen. In der Tat ist ein solcher Pavillon öde und sollte daher
nicht geschaffen werden. Die Leitung der Düsseldorfer „Gesolei"
hat den Grundsatz verfolgt, solche Erhebungsergebnisse in Bild-
form darzustellen. Der Ausführung dieses Gedankens sind indessen natürliche Grenzen gesetzt; auch darf man dem Künstler
die Aufgabe der Übersetzung nicht immer allein anvertrauen,
sondern muß ihm von statistisch-sachverständiger Seite zur Hand
gehen. Übrigens könnte man auch diese Bilder nicht in Mengen
in einem Raum unterbringen, da sie dann ebenso wie die graphi-
schen Tafeln den Beschauer verwirren würden. Auf die einzelnen
Ausstellungsgruppen aber in mäßiger Zahl verteilt und an geeigneter Stelle angebracht, werden sie ebenso wie die genannten
Schwarzweißdarstellungen günstig zur Erklärung beitragen.
Schließlich können doch auch der einfache Mann und die älteren
Kinder aus der Hebung und Senkung von Kurven, aus dem
Kleiner- und Größerwerden von Balken, Würfeln usw. auf eine
Verminderung oder Vermehrung, ein Absinken und Ansteigen
schließen, besonders wenn man den Inhalt der Zeichnung noch
durch einen Sinnspruch oder Sinnvers erläutern kann, den sich
der Betrachter sofort merkt, wie z. B. unter der Kurve der Ge-
burtenabnahme: „Die Geburtenzahl sinkt immer mehr. Einkind-
ehe — Kindes und Volkes Wehe! Sollen wir den Ausfall an eigenen
Arbeitskräften durch fremde ersetzen?" oder „Wo sich die Kurve
der Geburten mit der Kurve der Sterblichkeit schneidet, beginnt
der Abstieg eines Volkes! Die Geburtenzahl läßt sich heben, aber
gegen den Tod ist noch immer kein Kraut gewachsen." Ein in
unserer wirtschaftlichen Bedrängnis aber besonders wichtiger Be-
weggrund, an den einfachen, leicht herstellbaren Zeichnungen fest-
zuhalten, ist gegenüber den hohen Kosten der anderen Darstellungs-
Anschauungsbil-<br>der in der Schule,<br>in Betriebs-<br>räumen. weise deren Billigkeit. Gesundheitliche Wandbilder und Anschauungstafeln in den Schulräumen sollten häufiger gewech-
selt werden, damit zur selbständigen Betrachtung ein größerer
Anreiz geschaffen wird. Wechselrahmen, in denen er seine

Sammlung von Stichen und Zeichnungen sich und seinen Besuchern vor Augen führte, besaß schon Goethe.

Auf Anregung des Reichsausschusses für H. V. sind zur Bekämpfung des Alkoholmißbrauches unter den Kraftwagenführern belehrende Plakate in den Aufstellungsräumen der Autodroschken aufgehängt worden. Vielfach wird bei Erteilung des Führerscheins ein Alkoholmerkblatt ausgehändigt. Erfrischungsräume in den Brennpunkten des Verkehrs führen alkoholfreie Getränke zu billigen Preisen.

Ganz hervorragend lebenswahre Anschauungsbilder, z. B. über Tuberkulose, Geschlechtskrankheiten, Säuglingspflege und gewerbliche Erkrankungen hat die deutsche Hochbildgesellschaft, München, geliefert. Die durch Prägung hergestellten farbengetreuen Relieftafeln sind viel billiger, dauerhafter und leichter als Wachsmoulagen, so daß ihre Versendung z. B. auch bei Vortragsreisen ohne große Umstände und Kosten vor sich gehen kann. Diese Eigenschaften gestatten es auch, die Reliefs im Schulunterricht von Hand zu Hand zu geben, sie von kleinen Schülergruppen gemeinsam studieren zu lassen oder sie in den Korridoren der Schulen oder an öffentlichen Stellen (Gemeinde- und Wohlfahrtsämtern, Fürsorgestellen, Krankenkassenlokalen u. a.) im Interesse der Volksbelehrung auszuhängen.

Die mit vieler Mühe und großen Kosten hergestellten großen Volksbelehrungsfilme haben nicht ganz gehalten, was sie zu versprechen schienen. Dies erklärt sich zu einem Teil aus dem Wesen der Vorführung selbst, zum anderen aus der Einstellung des Publikums. Der Großfilm macht zwar Ereignisse und Vorgänge lebendig, indem er ihre Entwicklung vor uns abrollen läßt. Eine genaue Beobachtung und innere Verarbeitung der einzelnen Phasen aber wird sehr erschwert, wenn sich nicht Handlungen abspielen, sondern einzelne Anschauungsbilder aneinanderreihen. Noch mehr geht dem nicht sachverständigen Betrachter verloren, wenn wissenschaftliche Einschiebungen sich häufen und überhaupt der Film übermäßig lang ist. Vorgänge aus dem praktischen hygienischen Leben werden schon williger aufgenommen, besonders wenn sie mit unhygienischen Bräuchen sich abwechseln, die der Komik nicht entbehren. Vollends werden Filme über Leibesübungen gern betrachtet werden, da in ihnen eine anregende Bewegung zum Ausdruck kommt. Während des internationalen Fortbildungskurses für Medizinalbeamte in der Schweiz im Jahre 1924 wurden uns Spiel- und Sportfilme verschiedenster Art gezeigt. Diese prächtigen, in der Ebene und im Gebirge aufgenommenen Kunstwerke riefen in ihrem bezaubernden landschaftlichen

Rahmen unser helles Entzücken hervor. Namentlich waren die Filme über Skifahrten der Schuljugend im Hochland und über das frohe Treiben in Schülerlagern von erlesenstem Geschmack; die Purzelbäume der Skianfänger fehlten natürlich nicht. Vorträge wurden hierzu nicht gehalten; sie wären auch völlig überflüssig gewesen. Ein ebenso hervorragendes Erzeugnis war der Großfilm „Wege zu Kraft und Schönheit" der Deutschen Hochschule für Leibesübungen.

Die wirksamste Aufklärung leisteten z. B. die Filme der Sozialhygienischen Reichsfachverbände (z. B. „Die weiße Seuche" des Dtsch. Zentralkomitees zur Bekämpfung der Tuberkulose, der Tonfilm „Feind im Blut" der Dtsch. Gesellschaft zur Bekämpfung der Geschlechtskrankheiten) und Erzeugnisse großer deutscher Filmgesellschaften[1] in Schulen oder Veranstaltungen von Krankenkassen, Gewerkschaften, Berufsorganisationen, bei denen eine zahlreiche Teilnehmerschaft von vornherein gesichert war. Für die gewohnheitsmäßigen Kinobesucher mußte man bisher ernste Filme meist in das übliche Programm einschmuggeln, damit das für das Filmdrama vorhandene Interesse sich auch auf jene Darbietung ausdehnte. Vielleicht gewinnen die neuen Tonfilme „Lustige Hygiene, Leberecht Klugs Abenteuer" des Reichsausschusses für H. V. und „Hans Paßaufs Erlebnisse", die der Verband der deutschen Berufsgenossenschaften für ihre Wahrschau (Scheu die Gefahr!)-Bewegung herausgebracht hat, durch ihre sehr gelungene Kombination von Natur- und Trickaufnahmen die Gunst des Kinotheaterpublikums um so mehr.

Der Reichsausschuß für Hygienische Volksbelehrung hat eine eigene Filmstelle eingerichtet, die geeignete Filmgesellschaften zur Herstellung von Lehrfilmen jeweils berät, aber auch bei der Herstellung neuer Filme mitwirkt. Ferner begutachtet sie hygienische Filme, gibt über sie Auskunft, unterhält Verzeichnisse empfehlenswerter Filme und vermittelt ihren Ankauf oder die leihweise Beschaffung.

Die Herstellung, Verteilung und Verleihung von Lehrfilmen geschieht teils durch die Filmproduktionsfirmen selbst, die Verleihung auch von dem Bunde deutscher Lehr- und Kulturfilmhersteller e. V., Berlin SW 68, Kochstr. 11, zu dem auch der Verlag für wissenschaftliche Filme, Berlin NW, Luisenstr. 51, gehört, ferner von dem Deutschen Lichtspielbund, Berlin, Bochumer Str. 8b, den Sozialhygienischen Reichsfachverbänden wie dem Deutschen Zentralkomitee zur

---

[1] Dr. Thomalla: Das medizinische Filmarchiv bei der Kulturabteilung der Universum-Film-A.-G. in Berlin. Z. Med.beamte **1922**.

Bekämpfung der Tuberkulose, der Deutschen Gesellschaft zur Bekämpfung der Geschlechtskrankheiten, dem Kaiserin-Auguste-Viktoria-Hause, Reichsanstalt zur Bekämpfung der Säuglings- und Kleinkindersterblichkeit, dem Deutschen Zentralkomitee zur Erforschung und Bekämpfung der Krebskrankheit, endlich von dem Verbande der deutschen Berufsgenossenschaften und von einigen Landes- und Provinzialbildstellen. Hygienisches Wissen verbreitet auch der Kulturfilm „Weißes Blut" des Reichsausschusses zur Förderung des Milchverbrauches.

Leichter zu handhaben, weil sie keine umständliche Apparatur erfordern, sind Lichtbildreihen, die meist so reichlich ausgestattet sind, daß man eine größere Zahl von Bildern fortlassen kann. Manchmal ist es auch vorteilhaft, Bilder verschiedener Reihen miteinander zu kombinieren. Man sollte aber im allgemeinen nur wenig, aber schnell zu verstehende und eindrucksvolle Bilder vorführen, damit jedes einzelne um so fester im Gedächtnis behalten wird. Der vorangehende Vortrag soll ihren Inhalt verwerten. Billiger sind Lichtbildreihen auf Filmstreifen, die man aus kleinen Bildwerfern projiziert; sie eignen sich daher besonders auch für die Arbeit in den kleinen Städten und auf dem Lande, aber nur dort, wo Elektrizität zur Verfügung steht. Sonst muß man sich in diesen Verhältnissen mit der bewährten Laterna magica begnügen. In Jugoslawien besitzt das Staatliche Institut für Soziale Medizin Elektrizität erzeugende Automobile zur Bedienung der Projektionsapparate an Orten ohne elektrischen Strom.

Lichtbilder.

### d) Ausstellungen.

Durch Wort und Bild, neuerdings auch durch die Vorführung lebendiger Beispiele, üben hygienische Ausstellungen und Gesundheitswochen die Volksbelehrung aus. Die großen, monatelang geöffneten, meist internationalen Hygieneausstellungen bringen in gemeinverständlicher Form den jeweiligen Stand der Gesundheitswissenschaft und ihrer Anwendung im Leben des Einzelnen und des Volkes möglichst lückenlos zur Schau, gewähren historische Rückblicke und kennzeichnen so die Fortschritte. Ihre Mannigfaltigkeit bürgt dafür, daß jeder Besucher seine Rechnung findet, zum Nachdenken bewogen wird und viel lernen kann — ganz zu schweigen von den tiefen Anregungen und dem fruchtbaren Erfahrungsaustausch für hygienische Fachleute, für Künstler, Architekten, Techniker. Sie müssen demnach von Zeit zu Zeit geschaffen werden. Alle Werbe- und Belehrungsmittel werden benutzt, die einschlägigen Industrien entsenden ihre Er-

Internationale<br>Hygieneaus-<br>stellungen.

zeugnisse; Wissenschaft und Kunst bemühen sich, das Eindruckvollste und Schönste zu leisten. Es ist viel und vielerlei zu sehen.

Unterstützt von Reichs-, Länder- und Gemeindebehörden, von den einschlägigen Verbänden und Vereinigungen und der Industrie, hatte sich im Jahre 1926 so auch die Ausstellung für Gesundheitspflege, soziale Fürsorge und Leibesübungen (Gesolei) der Stadt Düsseldorf über einer doppelt so großen Fläche aufgebaut, als die Hygieneausstellung in Dresden im Jahre 1911 in Anspruch nahm. Eine eigene Modellbildnerei stellte unter künstlerischen Gesichtspunkten eine außerordentliche Fülle leicht verständlicher Schauobjekte zum Teil mit ganz neuen Ausdrucksmethoden her. Insbesondere gewann die Statistik durch malerische und plastische Mittel an Verständlichkeit. Zur Darstellung kamen in der Gesundheitspflege: Siedlung und Wohnung, Ernährung, Mensch und Tier, Mensch und Pflanzen, Kleidung und Körperpflege, Luft und Klima, Arbeits- und Gewerbehygiene, Krankenversorgung, Krankenbehandlung und die übertragbaren Krankheiten. Die Abteilung für soziale Fürsorge behandelte die gesundheitliche Fürsorge, Volksunsitten, Volkskrankheiten und Volksgebräuche, Bildungs- und Erziehungsfürsorge, Versicherungswesen, behördliche und freie Wohlfahrtspflege, soziale Ausbildung und Organisation. Die Abteilung Leibesübungen ging unter anderem ein auf Anlagen zur Förderung der Leibesübungen, auf Rettungswesen, Ball- und Rasensport, Turnen, Tanz und Rhythmik, Wanderungen, Jugendherbergen, Alpinismus und Schneesport. In einem besonderen Hause wurde Werdegang, Beruf und Tätigkeit des deutschen Arztes volkstümlich und sinnbildlich dargestellt. Die guten Wünsche für die gesundheitliche Auswirkung des gewaltigen Unternehmens, das durch größte Anschaulichkeit auf die innere Verarbeitung des Gesehenen drängte, werden im Rahmen des Möglichen bei einem großen Teil der $7^{1}/_{2}$ Millionen Besucher sich wohl erfüllt haben.

Zusammen mit den Sozialhygienischen Reichsfachverbänden beteiligte sich der Reichsausschuß für H.V. an der 1928 stattgehabten Internationalen Presseausstellung in Köln.

Der Gesolei schloß sich im Jahre 1930 auf einem Gelände von 400000 qm die Internationale Hygiene-Ausstellung in Dresden an, die mit der Einweihung des Neubaues des Deutschen Hygienemuseums eröffnet wurde. Unter die verschiedenen Gruppen der wissenschaftlichen Ausstellung, die teils in diesem, teils in den Ausstellungshallen zur Darstellung gebracht wurden, waren besonders hervorzuheben die Themen: Der Mensch, Menschenkunde, die Frau als Gattin und Mutter, Vererbung und

Eugenik (Rassenhygiene), Ernährungslehre, Gesundheit und Krankheit (einschließlich Krebs- und Infektionskrankheiten), Hygienische Volksbelehrung, Gesundheitspflege in Geschichte und Völkerkunde. In den Ausstellungshallen gliederte sich die Darbietung in die Ausstellung des Deutschen Reichs, der deutschen Staaten und Städte, ferner in diejenige der wissenschaftlichen Fachgruppen und in diejenige von Vereinen, Verbänden und anderen Korporationen sowie in die Ausstellungen einzelner ausländischer Staaten. Die Ausstellung des Reichs zeigte die Entwicklung des deutschen Gesundheitswesens in einer kulturhistorischen Schau über 100 Jahre und bezog sich auf Seuchenbekämpfung, Ernährungswesen, die staatliche Regelung des Gesundheitswesens für Zivilbevölkerung, Heer und Marine, kommunale und karitative Gesundheitsfürsorge, den gesundheitlichen Schutz der Arbeiter, die Sozialversicherung, Bekämpfung der Tuberkulose, der Geschlechtskrankheiten, des Alkoholismus, auf Mütter-, Säuglings- und Kleinkinderfürsorge, den gesundheitlichen Schutz des Schulkindes und der Jugendlichen, auf die Fürsorge für Blinde, Taubstumme, seelisch Abnorme und Krüppel, auf die Krebsbekämpfung, Eugenik, Hygienische Volksbelehrung, auf Heil-, Pflege- und Fürsorgepersonen und auf die Arbeitsgemeinschaften im Gesundheitswesen.

Die Ausstellung verschiedener deutscher Länder (Preußen, Bayern, Sachsen, Hessen, Thüringen, Hansestädte) war nach dem Leitgedanken aufgebaut, in jeweils geschlossener Schau eine oder mehrere typische Eigenheiten ihrer hygienischen Belange und deren Lösung aufzuzeigen.

Die deutschen Städte hatten unter Führung des deutschen Städtetages eine Kollektivausstellung des kommunalen Gesundheitsdienstes veranstaltet, die die Organisation des Gesundheitswesens, die Seuchenbekämpfung, Wasserversorgung, Abwässer- und Müllbeseitigung, Sport und Leibesübungen, die Hygiene im Städtebau, im Wohnungs- und Siedlungswesen, die Lebensmittelversorgung, die Hygiene der Straßen und des Verkehrs, die Gesundheitsfürsorge sowie das Bade-, Bestattungs- und Krankenhauswesen in sich begriff.

Die wissenschaftlichen Fachgruppen erfaßten die Gebiete: Allgemeine Körperpflege, das Kind, die Frau in Familie und Beruf, Leibesübungen, Arbeits- und Gewerbehygiene, Lebensmittel, Landwirtschaft, Klima, Kleidung, Wohnung und Siedlung (gesunde Wohnung, gesunde Stadt), Schädlingsbekämpfung und Desinfektion, Seelenleben und seelische Hygiene, Aberglaube und Gesundheit. Eine Sonderschau „Das Krankenhaus" gab einen erschöpfenden Überblick über dies wichtige Mittel der geschlossenen Gesundheitsfürsorge. Die wissenschaftlichen Gruppen bildeten in den meisten Fällen auch den Mittelpunkt für angeschlossene industrielle Ausstellungen.

Die Ausstellungen der Schweiz, von Norwegen und der Tschechoslowakei betonten die große Bedeutung ihrer Heilbäder und klimatischen Kurorte, die der Vereinigten Staaten von Nordamerika die Farmwirtschaft in hygienischer Beleuchtung, Großbritannien die Kinderwohlfahrt, Japan die Staatsfürsorge für Leibesübungen. die Türkei die Schäden ihrer Volkskrankheiten, wie Lepra, Malaria, die Niederlande die gesundheitliche Fürsorge in den Tropen, Mexiko die Leistungen auf dem Gebiete der Schulhygiene, Rußland die Sowjetmedizin.

Die Ausstellung wurde im Jahre 1931 nach zweckmäßiger Vervollkommnung wiederum eröffnet. Es wurde z. B. die vielbesuchte Gruppe „Aberglauben" zu einer originell gerahmten Gruppe „Erkennen und Heilen" erweitert, ein hygienisch eingerichtetes unterirdisches Schaubergwerk dargestellt und die Gruppe „Arbeits- und Gewerbehygiene", zu der sich die „Hygiene des Verkehrs" gesellte, in großem Stile aufgezogen. Eine neue Gruppe „Gesundheit in Zahlen" kam hinzu. Das körperliche und geistige Werden des Menschen im Erdenleben schilderte der Großfilm „Das Menschenwunder". Die internationale Abteilung wuchs um die Gruppen: England, Frankreich, Italien, Österreich, Spanien und Schweden, die politisch-propagandistische Ausstellung Sowjet-Rußlands ist zurückgezogen worden.

Die Schau bewies, wie sehr die einzelnen Staaten sich bemühen, die Errungenschaften einer neuzeitlichen Gesundheitspflege für die Volksbelehrung auszuwerten und selbst dem einfachen Betrachter eine Anleitung zu geben, wie er auf der Grundlage eines starken und gesunden Körpers zu wahrem Menschenglück gelangen kann, indem er sich selbst hilft oder, wenn er hierzu außerstande ist, ärztliche Beratung oder die Einrichtungen der öffentlichen und privaten Gesundheitspflege in Anspruch nimmt.

Es ist zu erwarten, daß auch die Lehren dieser gewaltigen, wenn auch in der Not der Zeit mit sparsamen Mitteln hergerichteten Ausstellung vielfach auf fruchtbaren Boden fielen und Nutzanwendungen bei den Beschauern zur Folge hatten.

Die internationalen Ausstellungen kennzeichnen den Rang, den die Gesundheitswissenschaft und ihre Anwendung in den verschiedenen Staaten einnimmt, veranlassen die noch rückständigen Völker, den anderen es allmählich gleichzutun, und tragen so dazu bei, den Siegeszug der Hygiene durch die Welt zu beschleunigen.

Wanderausstellungen suchen das Volk auf, wo es ansässig ist, besitzen also unter Umständen einen noch umfassenderen Einfluß als die nur in Großstädten ausführbaren Hygieneausstellungen der geschilderten Art. Sie dürfen nicht zuviel Gegenstände enthalten. Gerade hier überwiegen die Bevölkerungsschichten mit Volksschulbildung, die oft von Grund auf neue Eindrücke empfangen und verwerten sollen. Dabei muß eine solche Ausstellung doch abwechslungsreich und bunt sein. Wenn sie auch geschmackvoll ist, um so besser. Da die Wanderausstellungen bestimmten Zweigen der Fürsorge gewidmet sind, kommt es darauf an, die jeweils wichtigen Gedanken herauszuarbeiten und dem Beschauer ein getreues, greifbares Abbild der Erscheinungen und ihrer Zusammenhänge zu vermitteln. Sind an den Orten Fürsorgeeinrichtungen der betreffenden Art vorhanden, so wäre ihr Betrieb zu zeigen und zu erklären, sonst müssen Schaubilder und Modelle das Leben und Treiben in solchen Anstalten verdeutlichen. Bei Wanderausstellungen in der Jugendfürsorge aber wird man immer durch fröhliche Kindergesänge und -spiele den Ernst der Vorträge und der Ausstellungsgegenstände mildern und so auch das Gemüt bedenken müssen. Hier dürfen z. B. auch Handarbeiten aus Kindergärten, zweckmäßige Spielsachen, Kinderkleider, kleine Broschüren mit Anleitung zum Nähen, Stricken und anderer Handfertigkeit nicht fehlen. Eine der Schweizer Wanderausstellungen „Meine Freizeit"[1] wies eine große Zahl von nützlichen Gegenständen und Spielzeug auf, die von älteren Kindern mit den einfachsten Mitteln hergestellt waren. Auch die schweizerischen Wanderausstellungen „Der Jugendliche und das gedruckte Wort" und die Ausstellung für „Berufsberatung" haben durch Vorführung anziehender Beispiele aus dem Bereich der reiferen Jugend große Erfolge gehabt. Der Versuch der betreffenden deutschen Gesellschaften, Ausstellungen über Tuberkulose, Alkoholismus, Geschlechtskrankheiten sogar auf Jahrmärkten oder Rummelplätzen zu zeigen, ist geglückt.

Das Deutsche Hygienemuseum ließ im Jahre 1926 eine mustergültige kleinere Ausstellung über Säuglingsfürsorge auf je 8—14 Tage durch 125 mittlere Städte in Preußen, Bayern, Sachsen, Württemberg, Baden und Thüringen wandern. In 24 Orten hielt dabei eine geprüfte Säuglingsschwester Kurse für Mütter ab. Die Ausstellung hatte 311 000 Besucher; an den Kursen nahmen 2500 Personen teil. Eine Zeltausstellung „Alkoholismus, Ge-

---

[1] Der Reichsausschuß der deutschen Jugendverbände hat im Jahre 1927 eine ähnliche Ausstellung in Berlin unter dem Namen „Das junge Deutschland" veranstaltet.

schlechtskrankheiten und Ungezieferbekämpfung" durchwanderte 1927 die kleinen Städte Ostpreußens. 1928 beteiligte sich das Museum an den großen Veranstaltungen „Die Ernährung" in Berlin, „Frau, Mutter und Kind" in Wien, „Die Technische Stadt" in Dresden. Im Zusammenhang mit dem Reichsgesetz zur Bekämpfung der Geschlechtskrankheiten wurde eine neue Ausstellung „Die Geschlechtskrankheiten und ihre Bekämpfung" gezeigt. Ferner führte man die Ausstellungen „Tuberkulose", „Richtige Ernährung" und „Der Mensch und der Sport" durch viele Städte und Landkreise.

Die Wanderausstellung „Der Mensch in gesunden und kranken Tagen" (Der gesunde Mensch, einschließlich der Gruppe Der durchsichtige Mensch; Der kranke Mensch, einschließlich der Volkskrankheiten; Gesunderhaltung [Krankheitsverhütung] nahm durch viele deutsche Großstädte, eine kleinere über Allgemeine Gesundheitspflege durch zahlreiche mittlere Städte und Landkreise ihren Weg. Mit den Ausstellungen ging eine Art lokaler Gesundheitswoche mit Vorträgen, Filmen usw. einher.

Zur Vertiefung der durch diese Wanderausstellungen der Bevölkerung übermittelten Aufklärung ist eine engere Zusammenarbeit zwischen dem Reichsausschuß, den Landes- und Provinzialausschüssen und den Ortsausschüssen für hygienische Volksbelehrung eingeführt worden. Der Arbeiter-Samariterbund, Ortsgruppe Dortmund, veranstaltete mit Hilfe des Reichsausschusses eine Wanderausstellung über Säuglingspflege, Geschlechtskrankheiten, Tuberkulose, Arbeitshygiene und Arbeiterschutz, Zahnpflege und Alkoholismus.

In den Ausstellungen muß wenigstens für die Hauptgebiete eine sachverständige, redegewandte Führung vorhanden sein. Es würde dem Zweck der Veranstaltung völlig widersprechen, wenn man den einfachen Beschauer sich allein zurechtfinden ließe. Wichtig wäre ferner, daß hierbei ein sachlich genügend orientierter Arzt auf Befragen hygienische Ratschläge gibt und die Ausstellung so zu einer Art von Auskunfts- und Beratungsstelle erhoben wird.

Aber auch diesen Wanderausstellungen haftet noch der Schönheitsfehler der Vergänglichkeit ihrer Auswirkung an. Sie haben zwar während ihrer Anwesenheit bei der Einwohnerschaft mehr oder minder tiefe Eindrücke hinterlassen und wertvolle Kenntnis verbreitet, sind dann aber wieder davongezogen. Zu einer Wiederholung der Lehrschau bietet sich für gewöhnlich keine Gelegenheit mehr. Eine ortsständige Ausstellung wäre daher noch vorteilhafter. Man kann dazu gelangen, wenn etwa eine Kreis- oder

Ortsverwaltung vom Deutschen Hygienemuseum eine kleine Hygieneausstellung, die sich in einem größeren Zimmer unterbringen läßt, als Grundstock erwirbt und freundwillige Gönner durch Schenkungen sie allmählich erweitern. So könnten dann auch die Leute vom Lande z. B. an Markt- und Feiertagen noch großen Nutzen davon haben, wenn in diesem kleinen Ortsmuseum auch für sie Führungen und Vorträge abgehalten werden.

### e) Gesundheitswochen.

Die im Frühsommer des Jahres 1925 in Gelsenkirchen von der Kommunalen Vereinigung für Gesundheitsfürsorge im rheinisch-westfälischen Industriegebiet (Geschäftsführer: Stadtmedizinalrat Dr. Wendenburg) mit Hilfe des ärztlichen Vereins, der Lehrerschaft, der karitativen Vereinigungen, der Krankenkassen, der Landesversicherungsanstalt und anderer Stellen ins Leben gerufene Kinder-Gesundheitswoche-Ruhrgebiet hat in dem Streit, den wir gegen Gleichgültigkeit, üble Gewohnheit und Unwissen führen, zum Teil neue Wege beschritten. Der Hauptgedanke war, durch Beispiel darzutun, was der Gesundheit zuträglich ist, welche Vorurteile und fehlerhafte Gepflogenheiten die Gesundheit in Gefahr bringen und wie die Gesundheit beim Kinde selbst unter ungünstigen Daseinsbedingungen und in der ärmeren Bevölkerung mit einfachen Mitteln erhalten und gefestigt werden kann. So wurden den Besuchern die Pflege von Haut, Haar und Zähnen, Hand und Fuß, ferner Kleidung und Wäsche, Ernährung, Turnen und Sport am Körper des Kindes vor Augen geführt, praktisches Kinderspielzeug und hygienische Kindermöbel vorgewiesen. Jede Belehrung war mit Unterhaltung gewürzt. Kurze gehaltvolle Ansprachen, Kinderchöre, Arbeiterkinder von 2 bis 16 Jahren in einfacher, zweckmäßiger, auch selbstverfertigter Kleidung, die Belohnungsverteilungen an Kinder mit guter Haar-, Zahn- und Körperpflege, die Vorführung der üblichen Fehler in der Wartung der Säuglinge, die gesundheitliche Betreuung des Kleinkindes, ein Musterkindergarten, die Zubereitung von Speisen für Kinder und allerlei Spiele, gymnastische und sportlicheÜbungen brachten Leben in Raum und Gelände. In einem künstlichen Walde und in einer Gebirgsjugendherberge zeigten jugendliche Wanderer ihr fröhliches, aber geregeltes Treiben. Die drastischen Nachweise von Mode- und anderen Torheiten, Hobelbankverse u. a. schufen bald die beste Laune. Von Kinderärzten wurden über verschiedene Teilgebiete Vorträge gehalten, täglich liefen andere hygienische Filme in den Kinos, ein künstlerisches Plakat „der junge Herkules" und Schaufensterausstellungen warben, städtische Wohlfahrtseinrichtungen für Kinder ließ man besichtigen[1], eine Sonderausstellung rheinisch-westfälischer Künstler „Kind in der Kunst" und ein Wettbewerb für Liebhaberphotographen „Gesunde Kinder" sorgte für Schmuck. Diese in das Leben und seine hygienischen Bedürfnisse eingreifende Art der Aufklärung durch das Vorbild war dazu angetan, den Willen zur Gesundheit zu erwecken. Die Gesundheitswoche fand bei den 100000 Besuchern denn auch die höchste Anerkennung. Zu dem während dieser Zeit abgehaltenen Lehrertag erschienen 3000 Lehrer aus dem ganzen Industriegebiet.

Diente die Gelsenkirchener Gesundheitswoche in mehr örtlich begrenztem Bezirk der gesundheitlichen Belehrung über alle mit dem Säugling und dem älteren Kinde zusammenhängenden Fragen, so suchte die vom 18. bis 25. April 1926 in über 3000 deutschen Orten mit mehr als der Hälfte der Gesamtbevölkerung stattgehabte Reichsgesundheitswoche[2] als erster, das Reichsgebiet erfassender Belehrungsfeldzug großen Stils die Aufmerksamkeit der Gesamtbevölkerung auf alle die Gesundheitspflege berührenden Fragen zu lenken, den Boden für eine hygienische Volksbelehrung vorzubereiten und die Bildung von Arbeitsgemeinschaften auf diesem Gebiete zu fördern. Der zunächst von den Krankenkassenverbänden aufgegriffene Gedanke einer Reichsgesundheitswoche fand bei dem Reichsministerium des Innern um so bereitwilligeres Gehör, als von diesem bereits seit längerer Zeit Schritte zu einer verstärkten gesundheitlichen Durchbildung des Volkes unternommen worden waren.

Mit der organisatorischen Durchführung der Reichsgesundheitswoche wurden der Reichsausschuß für hygienische Volksbelehrung und die ihm angeschlossenen Landesausschüsse betraut. Die örtliche Durchführung lag den Ortsausschüssen ob. Die Veranstaltung wurde vom Reichsausschuß für hygienische Volksbelehrung und den Landesausschüssen oder Behörden, die Aufgaben von Landesausschüssen wahrnehmen, geleitet, während die eigentliche Aufklärungsarbeit in der Bevölkerung selbst den Ortsausschüssen oblag. Es wirkten mit: Reichs- und Staatsbehörden, Reichsversicherungsträger, Stadtverwaltungen und Landgemeinden, die

---

[1] Der Bevölkerung nach Möglichkeit in kommunale Fürsorgeeinrichtungen Einblick zu gestatten, macht auch für vermehrten Zuspruch Stimmung und erleichtert die Bewilligung von Geldmitteln durch die Stadtverordnetenversammlung oder den Kreisausschuß.

[2] Nähere Einzelheiten sind aus der bei F. C. Vogel, Leipzig, 1928 erschienenen, im Auftrage des Reichsausschusses für hygienische Volksbelehrung von Professor Dr. Adam herausgegebenen illustrierten Schrift (2 Bde) „Die Reichsgesundheitswoche 1926" zu entnehmen.

drei Religionsgemeinschaften, sozialhygienische Fachverbände, Organisationen für Volksbildung, hygienische Gesellschaften, die Verbände der Kreis- und Kommunalärzte, der praktischen Ärzte[1], Zahnärzte, der Apotheker und der Lehrerschaft, Beamten- und Berufsverbände, Arbeitgeber- und Arbeitnehmerverbände, Gewerkschaften, das Rote Kreuz, Frauen-, Jugend- und Sportverbände, die Spitzenorganisationen von Presse, Film und Bühne. Wie der von der Leitung ausgegangene Aufruf besagte, sollte in breitesten Schichten unseres Volkes Interesse und Verständnis für die Fragen der Gesundheitspflege erweckt und belebt und nachgewiesen werden, wie man durch naturgemäße Lebensführung seine Gesundheit zu fördern, seine Kräfte zu stählen und die Freude an Arbeit und Dasein zu steigern vermag, auf welchen gesundheitlichen Grundlagen sich ein hoffnungsvoller Nachwuchs aufbauen und wie der Einzelne sich und seine Familie vor Gesundheitsschäden und Krankheiten schützen kann. Man beabsichtigte, vom Wissen zum Gewissen, von der Erkenntnis zum Verantwortungsgefühl hinzulenken, das der Einzelne in dieser Hinsicht sich selbst und anderen gegenüber empfinden muß, eine öffentliche Meinung zu erzeugen, auf die z. B. eine hohe Krankheits- oder Sterblichkeitsziffer, besonders auch der Säuglinge, unerträglich wirkt, und so die Mitarbeit von jedermann im Kampfe um die Volksgesundheit zu gewinnen.

Die Ortsausschüsse waren diejenigen Stellen, aus denen man in die Bevölkerung selbst vordrang. In ihnen allen mußte mit Umsicht und Anspannung gearbeitet werden, sollten nicht weite Kreise des Volkes der Aufklärung entgehen. Andererseits hatten sie zu entscheiden, was aus dem allgemeinen Programm örtlich durchführbar war, danach ihre Maßnahmen zu treffen und die geeigneten Hilfsmittel zu beschaffen. Sie mußten ferner die Hauptkosten aufbringen. Seitens der Zentralleitung wurde ihnen nahegelegt, durch Programmheftchen, die unter anderem auch die Fürsorgestellen und sonstigen gesundheitlichen Einrichtungen des Ortes schilderten und eine lokale Krankheits- und Sterbestatistik enthielten, noch Zweck und Sinn der Reichsgesundheitswoche zu erläutern.

Der Reichsausschuß stellte den Ortsausschüssen ein Werbeplakat „Gesundheit ist Lebensglück", belehrende Plakate und sonstiges Anschauungsmaterial, Mustervorträge mit Lichtbildern,

---

[1] Vorschläge des Reichsausschusses für hygienische Volksbelehrung werden im „Ärztevereinsblatt" und in den „Ärztlichen Mitteilungen" veröffentlicht, damit der Arzt in den Ortsausschüssen sich die gebührende Stellung sicherte.

ein mit flotten bunten Bildern und kurzen Versen versehenes „Merkbüchlein für Jedermann“, ergänzende, unter Mitwirkung des Reichsgesundheitsamtes verfaßte „Ratschläge zur Gesundheitspflege“, Textbücher für dramatische Aufführungen (auch Kasperletheater) in den Schulen, einen Festprolog für die Bühne, einen Schriftennachweis für die Gesundheitslehre und -pflege und anderes mehr teils käuflich, teils unentgeltlich zur Verfügung, auch machte er die hauptsächlichsten Bezugsquellen für Unterrichtstafeln, Plakate, Merkblätter, Diapositive und Filme bekannt. Das Reichsgesundheitsamt gab die unter Mitwirkung hervorragender Sachverständiger verfaßten „Praktischen Winke für die Ernährung“ heraus. Die Reichsarbeitsverwaltung verteilte an die Ortsausschüsse eine mit Unfallverhütungsbildern illustrierte Flugschrift über „Unfallverhütung und Gesundheitsschutz“ in gewerblichen Betrieben. Ebenso stellten die sozialhygienischen Reichsfachverbände ihre Merkblätter in großen Mengen unentgeltlich zur Verfügung. Ein Nachrichtenblatt des Reichsausschusses erschien in gewissen Abständen zur Verbindung der Zentralleitung mit den lokalen Arbeitsstellen. Hierin wurde z. B. ein Programmvorschlag für eine mittelgroße Stadt aufgestellt, Rat erteilt, wie man ohne große Kosten eine Ausstellung etwa über die Gesundheitspflege des täglichen Lebens schaffen könne, und dergleichen mehr. Sondernummern gaben Geistlichen, Lehrern und Versicherungsträgern Anregungen. Ein Pressekorrespondenzblatt überbrachte Zeitungen und Zeitschriften aller Richtungen aufklärende Mitteilungen, darunter auch von beamteten und nichtbeamteten Ärzten und Universitätsprofessoren gelieferte kurze Artikel und Stoffe. Auch die bereits erwähnten „Blätter für Volksgesundheitspflege“ widmeten sich rege der Werbung.

Die Landesregierungen wiesen die Gesundheits- und Schulbehörden an, die Veranstaltung in jeder Weise zu fördern. Der Preußische Landesausschuß für hygienische Volksbelehrung ließ 450 Lehrer in Groß-Berlin in einem Kurse zur sachgemäßen Mithilfe bei der Reichsgesundheitswoche und darüber hinaus vorbilden. Ein in den Fragen des hygienischen Unterrichts besonders erfahrener Schulleiter bereiste im Auftrage der Zentralleitung zahlreiche größere deutsche Städte, um der intensiven Mitarbeit der Lehrerschaft und der Schule die Wege zu ebnen. Auch Ortsausschüsse richteten Lehrerkurse ein, für die aus staatlichen Fonds Beihilfen gewährt wurden.

Die Hausfrauenvereine und -Berufsorganisationen, die Lehrerinnen an Berufs- und Fachschulen beteiligten sich besonders rege an der Reichsgesundheitswoche, indem sie u. a. Vorträge über

Ernährung und Wareneinkäufe halten ließen, Belehrungsschriften und Küchenzettel für verschiedene Haushaltungen verbreiteten und Ausstellungen, z. B. über zweckmäßige Kücheneinrichtungen, veranstalteten. Ein Wort über die Hausfrauenvereine wäre hier noch zu sagen. Da es auch in ihrem Rahmen darauf ankommt, Theorie in Praxis umzusetzen, könnten sie hygienische Wettbewerbe veranstalten, indem sie für hygienisch einwandfreie und billige Küchenzettel Preise ausschreiben, hygienisch gestaltete Wohnungen prämiieren, in der Kleiderfrage anregend wirken usw. Sie müßten aber überhaupt eine hygienische Auskunftsstelle in Hauswirtschaftsfragen sein.

Auch die Presse zeigte überaus großes Interesse und Entgegenkommen. Sie öffnete sowohl in der Vorbereitungszeit als auch während der Reichsgesundheitswoche selbst in ausgedehntem Maße ihre Spalten für die hygienische Volksbelehrung und insbesondere für die Propagierung des Gedankens der Unternehmung. Manche Zeitungen ließen über die Veranstaltung auch Sonderbeilagen mit und ohne Illustrationen erscheinen.

Da nicht genug sozialhygienische Filme für alle Stellen vorhanden und die Kosten von Neuanschaffungen zu hoch waren, lief ein im Auftrage des Reichsausschusses verfertigter, 100 m langer Trickfilm, „Fritzchens Werdegang", in zahlreichen Kinotheatern, der zumeist mit einer kurzen, von Ärzten gehaltenen Ansprache hygienischen Inhalts verbunden war. Daneben konnten, soweit möglich, noch etwa 30 andere sozialhygienische Filme Verwendung finden, die von der Zentralleitung geprüft und empfohlen waren. Um auf die Kinotheaterbesitzer einen Anreiz zur Vorführung sozialhygienischer und insbesondere auf die Reichsgesundheitswoche bezüglicher Filme während der Veranstaltung auszuüben, war von den Zentralbehörden den Gemeinden die Gewährung von Steuerermäßigung empfohlen worden. Schon wochenlang vor Beginn der Reichsgesundheitswoche machten die Ufa- und Deulig-Woche durch Kurzfilme hygienischen Inhalts auf ihre Bedeutung aufmerksam. In dieser Zeit wurden durch den Rundfunk auf der deutschen Welle für Ärzte, Lehrer und für die Gesamtbevölkerung vorbereitende Vorträge verbreitet. Natürlich trat der Rundfunk auch in der Reichsgesundheitswoche selbst mit Vorträgen berufener Sachverständiger stark in die Erscheinung. Manche Bühnen stellten sich mit ihren Spielplänen auf den Gedanken ein und führten Stücke wie Doktor Klaus, Der eingebildete Kranke, Die Schiffbrüchigen auf.

Nicht unerwähnt darf bleiben, daß der Reichstag sich mit Begeisterung für das Unternehmen eingesetzt und besondere

Mittel in beträchtlichem Umfange für die Durchführung bewilligt hatte.

Aus diesen Mitteln wurden z. B. an Landesausschüsse Beiträge für die Bereitstellung von Anschauungsmaterial und die Indienstnahme von hauptamtlichen Geschäftsführern gewährt, die die Verbindung zwischen den Landes- und Ortsausschüssen aufrechtzuhalten hatten.

Gegenüber manchen Stimmen, die eine derartige, mit großem persönlichen und finanziellen Aufwande verknüpfte Unternehmung in unserer Notlage für unangebracht erklärten, mußte daran festgehalten werden, daß gerade in einer solchen Zeit mit ihrer Verstimmung und Verzagtheit über anhaltende wirtschaftliche und gesundheitliche Bedrängnisse eine freudige Tat die Seele von dem schwersten Drucke zu befreien versprach. Das Gebot der Förderung der körperlichen und geistigen Volksgesundheit, die nach dem Zusammenbruch in der Kriegs- und Nachkriegszeit noch längst nicht wieder gefestigt war, zwang dazu, die im Volke selbst schlummernden Kräfte schon jetzt zum Widerstand und zur Abwehr wachzurufen und dazu die Mithilfe aller derjenigen zu sichern, welche für die Beseitigung der Schäden sich verantwortlich fühlen und eifernde Liebe für den Nächsten im Herzen tragen. Daß in diesem Streben die Staatsbehörden vorangingen, war ihre selbstverständliche Pflicht. So war auch die Reichsgesundheitswoche, die von der Leitung selbst nur als ein Auftakt für ein späteres gründlicheres Vorgehen bezeichnet wurde, eine weitere bedeutsame Etappe in der Verbesserung der hygienischen Volksbelehrung.

Die Arbeitsleistung der beteiligten Kreise zeitigte einen Erfolg, der die Erwartung weit überstieg. Die Reichsgesundheitswoche wurde in manchen Gegenden auch auf rein bäuerliche Bezirke ausgedehnt. Von den Gesundheitsheftchen wurden zwei Millionen, von den übrigen Broschüren und Merkblättern ebenfalls mehrere Millionen verteilt. Einzelne Städte mußten die Veranstaltung bis um die dreifache Zeit verlängern, um dem Andrange der Bevölkerung zu genügen. In Nürnberg veranlaßte die Reichsgesundheitswoche die Gründung eines Hygienemuseums. Überall bekundete die Bevölkerung die lebhafteste innere und äußere Anteilnahme an den Darbietungen, wurde deren Wichtigkeit für die Volksgesundheit in weiten Kreisen verstanden, hinterblieb das Bewußtsein, daß die Sorge für die eigene und des Ganzen Gesundheit ein moralisches und staatsbürgerliches Gesetz ist. Als besonders eindrucksvoll hat sich dabei der Appell an die Frauen als die Hüterinnen der häuslichen Gesundheit erwiesen. Sehr gelungene Schüleraufsätze über den persönlichen Nutzen der Reichsgesundheitswoche zeigten, daß die Lehren auch in das Bewußtsein der Kinder übergegangen waren.

Es bleibt dringend zu wünschen, daß alle Kreise des Volkes, die sich mit den Behörden zu dem großen Gemeinschaftswerke zusammengeschlossen haben, nun nicht etwa ihre Arbeit als vollendet ansehen, sondern als Ortsausschüsse oder Arbeitsgemeinschaften mit Hilfe des beschafften Anschauungsmaterials der Mittelpunkt einer laufenden Volksbelehrung werden, die sie allmählich auch allerwärts auf das Land hinaustragen, dessen Bedürfnisse ihnen bekannt sind, und wo sie die Möglichkeiten am besten überschauen. Eine weitaus größere und nachhaltigere Wirkung kann man sich versprechen, wenn man die Reichsgesundheitswoche zu einer öfters wiederkehrenden Einrichtung erhöbe und hierfür eine ausreichende Summe in den Etat des Reichsministers des Innern[1] einstellte. Insbesondere müßte dann auch allgemein auf dem Lande eine gründliche Belehrung einsetzen, wo die Organisation und der Gesundheitsunterricht systematisch noch weiter aufzubauen wären. Man wird hier mit Kreiszentralausschüssen[2] arbeiten müssen, die bereits vorhandene oder noch ins Leben zu rufende Orts- (Gemeinde-) Ausschüsse für die größeren Dörfer zusammenfassen. Geschäftsführer müßte der Kreisarzt[2] oder der Kommunalarzt des Kreises in Verbindung mit dem etwaigen Kreiswohlfahrtsamt (oder überhaupt der Kreiskommunalverwaltung) und der Ärzteschaft sein. Außer den schon bei der Organisation der Reichsgesundheitswoche in den Städten genannten zu interessierenden Stellen kämen hier noch die Landwirtschaftlichen Genossenschaften, die Bauernvereine und ähnliche Vereinigungen in Betracht. In kleineren Dörfern wird man wohl nur eine Vertrauensperson (Lehrer, Geistliche) gewinnen können. Der Kreiszentralausschuß könnte, als beratende Instanz, für einen aus kleinen Ortschaften zusammengeschlossenen Bezirk auch selbständig die Unternehmung ausführen. Er müßte mit Lehr- und Propagandamitteln, Rednern aushelfen, Wanderausstellungen, Wanderkinos vermitteln, Mütter-, Haushaltungs-, Lehrerausbildungskurse veranstalten, die Besichtigung hygienischer Anlagen zur Gewinnung und Verarbeitung ländlicher, dem Menschen

---

[1] In Jugoslawien enthält der Etat des Ministeriums für Volksgesundheit einen bestimmten Fonds für hygienische Volksaufklärung. Im Jahre 1924/25 belief sich dieser auf 2 Millionen Dinar (= 140000 Goldmark) bei einer Bevölkerung von 12 Millionen.

[2] Für Bayern und Baden: Bezirksamt, für Sachsen Amtshauptmannschaft, für Württemberg: Oberamt. Für Kreisärzte: die dementsprechenden Amtsbezeichnungen.

dienender Erzeugnisse in die Wege leiten, die Kreispresse (auch die landwirtschaftlichen Kalender) beeinflussen und dergleichen mehr. Noch mehr als in den Städten wird man sich auf dem Lande auf Lehrerschaft und Geistlichkeit, Fürsorge- und Gemeindeschwestern, geeignete Hebammen stützen müssen, zumal die Ärzte vielfach dünn gesät sind. Diese wären natürlich in erster Linie zu Vorträgen heranzuziehen und könnten so auch z. B. gelegentlich des Impfgeschäftes, in den Mütterberatungsstellen, bei Elternabenden, bei Turn- und Sportvereinigungen hygienische Aufklärung verbreiten. Wichtig ist auch hier die Kleinarbeit von Mensch zu Mensch und die Benutzung von Fürsorgestellen zu diesem Zwecke. Über die der Presse zu liefernden Beiträge ist bereits früher das Nötige gesagt. Dementsprechende Vorschläge sind vom Reichsausschuß für hygienische Volksbelehrung aufgestellt und von der Mitgliederversammlung gutgeheißen worden.

Um neben der Volksbelehrung eine intensive Propaganda und organisatorischen Ausbau auf dem Lande zu betreiben, insbesondere die Bildung von Ortsausschüssen und die Gewinnung von Vertrauensleuten anzuregen, wurde im Sommer 1927 ein Gesundheitsfeldzug auf dem Lande veranstaltet. In der Annahme, daß die Stellung einer konkreten Aufgabe besonders geeignet sei, neue Arbeitsgemeinschaften ins Leben zu rufen, wurde dieser Gesundheitsfeldzug unter der Devise: „Die Fliegenplage — eine Gesundheitsgefahr" durchgeführt. Unter dem Gesichtspunkt, daß die auf dem Lande noch vielfach vorhandenen Mißstände in der Hygiene der Wohnung, Stallung, der Nahrungsmittel, insbesondere des Trinkwassers, der Abfall- und Dungbeseitigung u. a. in engen Beziehungen zur Fliegenplage stehen, konnte der Kampf gegen diese unschwer mit einer allgemeinen hygienischen Aufklärung verbunden werden. Entsprechend den ländlichen Erfordernissen wurden „Die Ratschläge zur Gesundheitspflege" im Reichsgesundheitsamt umgearbeitet und eine Druckschrift „Die Fliegenplage und ihre Bekämpfung" herausgegeben. Ärztliche und tierärztliche Vorträge, z. B. in den Schulen nach dem Vortragsmuster des Deutschen Hygienemuseums und des Reichsgesundheitsamts „Die Fliegenplage — eine Gesundheitsgefahr", Belehrungen durch Plakat, durch Merkblatt („Töte die Fliegen, sonst töten sie dich!), durch den Bilderbogen „Denke an deine Gesundheit", durch Schaufensterausstellungen, die Ausgabe einer Serie von Fliegenpostkarten des Deutschen Hygienemuseums, die Mitarbeit von Presse und Rundfunk, die Vorführung des Kraska-Films: „Fliege Majanka und ihre Abenteuer" bewirkten einen ähnlich günstigen Erfolg, wie ihn die Reichsgesundheitswoche gezeitigt hatte, und trugen zur Vermehrung der Ortsausschüsse wesentlich bei.

Vom 24. Februar bis 3. März 1929 fand eine Reichs-Unfall-verhütungs-Woche (RUWO) seitens des Verbandes der deutschen Berufsgenossenschaften und des Verbandes der landwirtschaftlichen Berufsgenossenschaften unter Mitwirkung der zuständigen Reichs- und Landesbehörden, des Reichsausschusses für hygienische Volksbelehrung und der sonst interessierten Behörden, Organisationen und Verbände statt, um durch Aufklärung der Arbeiter, Angestellten und des allgemeinen Publikums eine Verminderung der außerordentlich hohen Unfallziffern anzustreben und so Arbeitsfähigkeit und Arbeitskraft zu erhalten. Es wurde ein besonderes Plakat geschaffen, je ein reich illustrierter Unfallverhütungskalender für gewerbliche und für landwirtschaftliche Arbeiter, das mit vielen Abbildungen versehene Büchlein zur Unfallverhütung bei jung und alt „Augen auf!", die von den deutschen Berufsgenossenschaften herausgegebene „Unfallverhütung durch das Bild" und Werbeschriften, wie z.B. „Die Organisation des Rettungswesens in Fabriken und Betrieben" von Dr. Gerbis, zur Aufklärung verbreitet. Durch ein Preisausschreiben wurde zur Aufdeckung und Abstellung von Unfallmöglichkeiten aufgefordert. Veranstaltungen der Feuerwehren, des Roten Kreuzes, des Arbeiter-Samariterbundes, der Sport- und Jugendverbände leisteten Belehrung in der Ersten Hilfe. Presse, Rundfunk und Kino halfen mit. Die Durchführung der Aufklärungsarbeiten lag den Bezirks- und Ortsausschüssen ob, denen der Reichsausschuß für H. V. Anregungen zur Verfügung stellte. Er gab auch einen Film und eine Lichtbildserie über Hygiene und Unfallverhütung heraus, die lebhafte Nachfrage fanden.

Der Deutsche Verein gegen den Alkoholismus veranstaltete im April 1929 eine Reichswerbewoche in Stadt- und Landgemeinden zur Aufdeckung und Bekämpfung der Alkoholschäden in Wort, Schrift und Bild, nachdem er im Jahre zuvor eine umfangreiche Aufklärungsarbeit insbesondere unter den Studenten, den Eisenbahn- und Polizeibeamten ins Werk gesetzt hatte, der „Ärztliche Wegweiser" (Berlin) im November 1930 „Drei Tage der Gesundheit" mit verschiedenen Vorträgen, Turn-, Tanz- und Gymnastikübungen.

Ein Wort noch über die Vorführung von Menschen und Darstellungen menschlicher Krankheitszustände bei Ausstellungen und Gesundheitswochen. Man ist hier und da geneigt, die zweifellos zugkräftigen, aber doch bisweilen fremdartigen amerikanischen Aufklärungsmethoden auch in dieser Hinsicht getreulich nachzuahmen. Wenn in den Schulen dort als Clowns verkleidete Wanderlehrer erscheinen und Gesundheitsregeln hersagen, bevor der eigentliche Belehrungsunterricht beginnt, und die Propaganda öfters zu geräuschvoll betrieben wird, so mag dies in einem Lande, wo man die Reklame zu übersteigern gewohnt ist, am Platze sein und dort nicht beanstandet werden. Wir wollen aber an unserer deutschen Art, diese Dinge zu behandeln, festhalten und namentlich beachten, daß die Vorführung von Menschen vornehm und würdig vor sich geht. Um die amerikanischen Methoden genauer zu studieren, wurde der Geschäftsführer des Reichsausschusses für hygienische Volksbelehrung in die Vereinigten Staaten entsandt.

Bei Bildern oder plastischen Präparaten von menschlichen Krankheiten, die starke Zerstörungen hervorrufen, wie z. B. Krebs und Syphilis, bei Erkrankungen der Sexualorgane u. a. ist der Eindruck, den sie auf die Laien machen, sorgfältig abzuwägen. Jedenfalls muß man Häufungen vermeiden. Will man, was unter Umständen richtig ist, eine starke Wirkung auf das Publikum ausüben, so beschränke man sich auf ein derartiges Schreckbild. Daß man die Führung durch Ausstellungen von Geschlechtskrankheiten für die Geschlechter, insbesondere im jugendlichen Alter, getrennt vornimmt, ist mit Rücksicht auf das unter allen Umständen zu schonende Schamgefühl streng innezuhalten. Man muß wenigstens in kleineren Ortschaften durch geschickte Anlage des Ausganges auch vermeiden, daß die Besucher nach der Besichtigung sofort wieder mit dem anderen, ihm bekannten Publikum in Berührung kommen. Überhaupt aber scheint es mir, daß man bei der Volksbelehrung in der Ausstellung von Krankheitserscheinungen manchmal zu weit geht und ein Verständnis dafür bei den nicht fachmännischen Besuchern voraussetzt, das wenigstens bei der Mehrzahl nicht vorhanden ist. Mit feinen anatomischen und anderen Präparaten, die Wunder der Technik sein mögen, wissen diese Personen wohl kaum etwas anzufangen. Also immer wieder: Nicht zuviel!

Wie die nichtständigen Ausstellungen, so können auch die Gesundheitswochen nur in längeren Zwischenräumen in Erscheinung treten. Beide sollen Volksmassen fast gewaltsam auf die Wichtigkeit und Größe der Aufgabe hinweisen, hygienische Lehren in Fleisch und Blut umzusetzen. In der Hast und Härte unserer Zeit ist aber das Gedächtnis stumpf und kurz geworden. So spricht die große Menge wohl nur Monate, vielleicht ein Jahr von solchen Ereignissen, die Gebildeten mögen ein längeres Andenken daran bewahren, dann aber hat auch bei ihnen der Alltag das meiste hinabgeschlungen. Und so gleichen diese Veranstaltungen gegenüber einer unablässigen, allerorts im Elternhause, in den Schulen, im werktätigen Leben eifrig betriebenen Kleinarbeit dem Paukenwirbel in einer fließenden Melodie. Wenn sich beides auch harmonisch ergänzt, so ist die Durchdringung des Volkstums nur durch eine von klein auf begonnene Erziehung zu erreichen, die Verstand, Gemüt und Willen umschmilzt, in hygienische Formen gießt und gesundheitliche Charaktere bildet, die die sittliche Pflicht der Verantwortlichkeit gegenüber dem Nächsten und sich selbst mit Stolz und Freude üben.

## 6. Individuelle hygienische Belehrung.

Hygienische Erziehung in den Schulen und hygienische Aufklärung der Erwachsenen gründen sich auf allgemein gehaltene Belehrungen. Sie können sich nur in weiten Umrissen bewegen, da sie sich an diese Altersklassen im ganzen wenden. Die Lehren passen bezüglich der Vorschriften der allgemeinen Hygiene wohl für alt und jung, für das männliche und das weibliche Geschlecht. Sie besagen indessen nicht, was für einen bestimmten Organismus das Dienliche ist. Es ist z. B. oft beobachtet worden, daß an sich förderliche Leibesübungen (Hanteln, Bergsteigen, Rudern, Radfahren usw.), die nicht etwa übertrieben wurden, dem einen schadeten, dem anderen zuträglich waren. So verschieden zwei Körper voneinander sind, so verschieden müßte also auch die gesundheitliche Belehrung sein. Weiter können die normale Abnutzung der Organe, das Überstehen schwerer Krankheiten, Entbehrungen, üppige Lebensweise oder andere Mißbräuche denselben Körper derart verändern, daß das, was für ihn früher von Vorteil war, es heute nicht mehr ist. Immerhin werden die Wege, die wir heute gehen und in der Jugenderziehung sogar erst richtig angebahnt haben, doch viele Gesunde zu einem frischen und frohen Dasein führen. Die Weiterentwicklung der gesundheitlichen Volksbelehrung aber wird von der Verallgemeinerung sich voraussichtlich wieder abwenden und den Einzelnen nach seinem Körperzustande zu beraten trachten. Sie würde sich dann der Art der persönlichen Gesundheitsbelehrung nähern, die frühere Generationen, wenn auch nur bevorzugte Kreise, in der bedachtsamen Betreuung der Familienmitglieder durch den Hausarzt besaßen. Man erinnere sich nur, wie dieser, der jeden einzelnen der Familie oft von Geburt an körperlich und geistig genau kannte, bei seinen häufigen Besuchen die sachgemäßesten Ratschläge auch den Gesunden angedeihen ließ, Berufs- und Lebensberater war. Er vertrat in seinem Bereich die vernünftigen Grundsätze einer allerdings nicht sehr vorgeschrittenen Gesundheitswissenschaft und heilte nach Möglichkeit auch die Krankheiten. Er wirkte so mehr als Hygieniker denn als Arzt. Gewiß wohnen beide Seelen auch heute noch in der Brust eines jeden praktischen Arztes. Es überwiegt aber bei ihm weitaus die Tätigkeit als Krankenbehandler, wenn er nicht noch nebenbei in der Fürsorge Belehrungsdienst leistet.

Anzeichen für die angedeutete Umstellung sind vorhanden. Im Fürsorgedienst treiben bereits Medizinalbeamte und die besonderen Fürsorgeärzte und die Schul-, Wohlfahrts- und Sportärzte, die oft genug eine Behandlung Kranker nicht ausüben dürfen, eine Volksbelehrung an jeder einzelnen ihrer Obhut überwiesenen Person. Ein solches Aufklärungswerk verrichten namentlich auch die Fürsorgeschwestern bei ihren Familienbesuchen. Persönliche hygienische Volksbelehrung leisten auch die gemeindlichen Eheberatungsstellen[1], die berufen sind, in breiten Volksschichten das Gewissen zu schärfen, um das Verantwortungsgefühl vor Eingehung einer Ehe und in dieser zu heben und das Fortpflanzen gesunden Erbgutes zu sichern.

Periodische ärztliche Gesundheitsuntersuchung. Körperzustände zu erkennen vermag nur eine mit Erhebung der Vorgeschichte verbundene ärztliche Untersuchung, die von Zeit zu Zeit wiederholt wird. Nach Gottstein[2] ist die periodische ärztliche Gesundheitsuntersuchung die Grundlage der Gesundheitsförderung. Das haben z. B. diejenigen Personen bereits richtig erkannt, die etwa alle Halbjahre ihre Zähne vom Zahnarzt prüfen lassen, ohne daß sie bereits Beschwerden an ihnen empfinden. Hierher gehören die regelmäßigen Messungen und Wägungen von Schulkindern, die sonstigen schulärztlichen Untersuchungen, solche, die von Jugendverbänden[3] an ihren Mitgliedern vor dem Eintritt in die Leibesübungen vorgenommen werden, und diejenigen, welche bei den Studenten der Hochschulen mehrerer deutscher Länder stattfinden. Dazu zählen auch die periodischen ärztlichen Prüfungen von Eisenbahnbeamten und Seeleuten auf Gesicht und Gehör. Das vom Reichsausschuß für

---

[1] Im Jahre 1927 haben sich die im Deutschen Reich damals bestehenden etwa 150 Eheberatungsstellen zu einheitlichem Vorgehen in eine freie Vereinigung zusammengeschlossen. Die Einrichtung solcher ärztlich geleiteter Stellen in Gemeinden und Kreisen wurde in Preußen durch den Erlaß des Wohlfahrtsministers vom 19. Februar 1926 entsprechend den Leitsätzen des Reichsgesundheitsrats vom 26. Februar 1920 sehr gefördert.

[2] Gottstein u. Tugendreich: Sozialärztliches Praktikum. Berlin: Julius Springer 1918.

[3] Formblätter für die schul- und sportärztlichen Untersuchungen sind im Reichsgesundheitsamt ausgearbeitet worden. Eine Schulgesundheitsstatistik auf solcher Grundlage ist für die deutschen Orte mit schulärztlicher Versorgung im Werden begriffen.

Krebsbekämpfung herausgegebene Merkblatt „Der Krebs der Frauen" rät jeder Frau über 40 Jahre, sich einmal jährlich vom Arzt untersuchen zu lassen. Der Reichsausschuß für H. V. hat im Jahre 1931 die Einführung eines Gesundheitspasses empfohlen, der für das neugeborene Kind beschafft und vom Tage der Geburt bis zum Lebensende fortgeführt werden soll. In dem Paß sind Eintragungen für periodische ärztliche Untersuchungen vorgesehen.

Im Interesse der Volksgesundheit läge es, auch breitere Bevölkerungsschichten, z. B. die der sozialen Versicherung angehörenden, regelmäßigen ärztlichen Untersuchungen zu unterwerfen, bei denen der Einzelne belehrt wird, wie er, während er weiterarbeitet, Kraft und Leben sich länger erhalten kann. Die Volkswirtschaft würde das Kapital, das infolge ausgedehnterer Arbeitsleistung sich ansammelt, zu nutzen wissen, und die Allgemeinheit hätte die größten Vorteile davon. Können die Versicherungsträger, Lebensversicherungsanstalten und ähnliche Institute bei einer solchen Regelung sich wesentliche Ersparnisse ausrechnen, so wird dem Gedanken ein ganz außerordentlicher Antrieb von selbst erwachsen. Die Anwendung auf die Familienversicherung wäre die nächste Folge. Wenn die Kosten solcher Untersuchungen niedrig zu halten sind, so werden auch nichtversicherte Personen diese in Anspruch nehmen.

In Amerika ist man auf dem Wege der breiten individuellen hygienischen Belehrung[1] vorangegangen. Das Lebensverlängerungsinstitut in New York (Life Extension Institute) mit seinen zahlreichen Filialen in anderen Städten führt durch etwa 8000 Ärzte solche Untersuchungen mit allen wissenschaftlichen Hilfsmitteln in größerem Umfange aus. Jedem der Untersuchten wird ärztlicher Rat erteilt[2]. Behandelt wird in der Anstalt nicht. Eine Zeitschrift und Flugblätter über vernünftige Lebensweise werden herausgegeben. 45 Lebensversicherungsgesellschaften, darunter die große Metropolitan Life Insurance Company[3], große In-

Gesundheitsdienst der privaten Lebensversicherungsgesellschaften.

---

[1] Neustätter: Gesundheitsuntersuchungen. Münch. med. Wschr. 1926, Nr 4.

[2] Fisk u. Crawford: How to make the Periodic Health Examination? (Wie verfährt man bei der periodischen Gesundheitsuntersuchung?) The Macmilian Co. New York 1927.

[3] Neustätter: Gesundheitliche Belehrung durch die Lebensversicherung. Hyg. Wegweiser, Dresden, Jg. 2, H. 5. Die Gesellschaft, bei der über 18 Millionen Personen (Männer, Frauen, Kinder) versichert sind, läßt durch überaus zahlreiche Fürsorgerinnen und Gesundheitsagenten auf Hausbesuchen persönliche Unterweisung erteilen, wirkt durch Wanderausstellungen und Filme, durch Radio, Gesundheitsbücher, Kalender usw.,

dustrie- und Handelshäuser haben jährliche Untersuchungen für Versicherte und Angestellte vorgeschrieben, nachdem der gesundheitliche Nutzen, die Hebung der Lebenserwartung und ein bedeutender finanzieller Gewinn durch genaue Statistik erkannt war. Z. B. ergaben die Berechnungen jener großen Lebensversicherungsgesellschaft, daß die Gesamtsterblichkeit der Versicherten um 18% hinter der erfahrungsmäßigen Erwartung zurückblieb und in einzelnen Gefährdungsklassen die Besserung noch auffälliger war. Viele Leute hatten offenbar aus der Untersuchung gelernt und den dabei gegebenen Rat befolgt. Wenn man nun auch wohl das Ergebnis von in die Hunderttausende gehenden, im Laufe der ersten 12 Jahre im Lebensverlängerungsinstitut ausgeführten Untersuchungen nicht ohne weiteres verallgemeinern darf, so spricht doch der Umstand, daß 60% der Untersuchten als der ärztlichen Beratung bedürftig gefunden wurden, bereits eine beredte Sprache zugunsten der regelmäßigen Gesundheitsnachprüfung. Noch mehr aber muß man eine solche befürworten, wenn man erfährt, daß von den übrigen Untersuchten ein größerer Teil zwar nicht behandlungsbedürftig, aber auch nicht ganz gesund war, meistens allerdings ohne dies zu wissen. Nach einer „Krebswoche“, die das Gesundheitsamt des Staates Massachusetts U. S. A. abhielt, suchten 16000 Personen die Ärzte auf; 14% hatten Krebs. Es läßt sich ermessen, was hier durch ärztlichen Rat bzw. frühzeitige kurze und daher billige ärztliche Behandlung gebessert werden kann.

Nach noch unveröffentlichten Mitteilungen der Deutschen Zentrale für Gesundheitsdienst haben sich diesem in der einen oder anderen Form erschlossen: Nordamerika mit 82, Deutschland mit 25, Kanada mit 18, Schweden mit 16, Norwegen mit 10, Japan mit 9, Holländisch-Indien mit 6, England mit 4, Finnland, Frankreich, Österreich mit je 3, Schweiz, Tschechoslowakei mit je 2, Australien, Belgien, Holland, Polen, Spanien, Italien, Ungarn und Jugoslawien mit je einer Gesellschaft. Die Formen, in denen der Gesundheitsdienst in diesen Ländern ausgeübt wird und organisiert ist, sind verschieden[1].

arbeitet mit den Medizinalbeamten, Ärzten und gesundheitsfördernden privaten Organisationen eng zusammen, unterstützt den Gesundheitsunterricht in den Schulen und beteiligt sich an gesundheitlichen Erhebungen, Großexperimenten und Untersuchungen. Die Sterblichkeit der versicherten Industriearbeiter z. B. auch an Tuberkulose, Typhus, Kinderinfektionskrankheiten nahm wesentlich ab, die Lebenserwartung vermehrte sich. Jeder Dollar, der für die gesundheitliche Belehrung ausgegeben wird, bringt der Gesellschaft eine Ersparnis von 3 Dollar an Prämien ein.

[1] Neustätter: Die Lebensversicherung als Gesundheitsfürsorgefaktor, Blatt des Roten Kreuzes, Februar 1928; ferner Gesundheitsfürsorge der

In Deutschland wurde eine periodische Gesundheitsuntersuchung in den Nachkriegsjahren zuerst bei der Betriebskrankenkasse der Kruppwerke in Essen leider nur vorübergehend eingeführt. Später wurde der Gedanke von den deutschen privaten Lebensversicherungsgesellschaften aufgenommen. Bereits auf dem Verbandstage von 1926 wurde die Frage dem Ausschuß zur Erörterung überwiesen. Im Januar 1927 schlossen sich dann 5 Gesellschaften zu einer „Deutschen Zentrale für Gesundheitsdienst in der Lebensversicherung" zusammen. Im Jahre 1931 gehörten dieser schon 25 Lebensversicherungsgesellschaften (darunter auch Rückversicherungsgesellschaften) an. Von den Mitgliedsgesellschaften hat ein Teil den literarischen Gesundheitsdienst eingeführt; er versorgt die Versicherten (über 500 000 regelmäßig) mit belehrenden Schriften. Ein anderer Teil gewährt das Anrecht auf periodische ärztliche Gesundheitsuntersuchungen an über 200 000 Versicherte. Einzelne geben auch Operationsbeihilfen in Form von zinslosen Darlehen aus der Versicherungssumme. Ein Teil bietet alle Arten des Gesundheitsdienstes. Die Absicht ist, unter den Versicherten und damit unter den überhaupt im Erwerbsleben Stehenden den Gedanken von der Nützlichkeit und Notwendigkeit vorbeugender Gesundheitsarbeit zu verbreiten und diese nicht nur durch aufklärendes Wort (Merkblätter und Schriften), sondern namentlich auch durch freiwillige periodische ärztliche Untersuchung und Gesundheitsberatung auf Kosten der Gesellschaft zu fördern[1]. Allen Gesellschaften, die in Deutschland arbeiten, wird die Beteiligung offengehalten, Reichsbehörden, Wohlfahrtsorganisationen usw. wirken im Beirat mit.

Die Zentrale für Gesundheitsdienst wird wissenschaftlich von einem auf populärhygienischem Gebiet erfahrenen Arzte geleitet und ist Mitglied des Reichsausschusses für H. V. Sie hat bereits eine rege Tätigkeit, z. B. auch durch Vorträge, Rundfunk und Zeitungsartikel, entfaltet. Sie gibt eine illustrierte Vierteljahrsschrift für Gesundheitsförderung „Gesundheitsdienst", Merkblätter (über Tuberkulose, Unfallverhütung u. a.) und die Broschüren „Gesunderhaltung im Sommer bzw. im Winter" in großer Auflage heraus, die bei den Versicherten erfreulichen Widerhall gefunden haben. Auf der Internationalen Hygieneausstellung in Dresden 1930/31 führte sie in ihrer Gruppe „Gesundheitsdienst" den lehrreichen Film „Überlaß es nicht dem Zufall", einen Kalorienautomaten und künstlerisch hergestellte Dioramen vor, um die

---

Lebensversicherung; Assekuranz-Jb. **47**, und Die Einstellung der Lebensversicherung auf gesundheitsfürsorgerische Ziele. Arch. soz. Hyg. **3**, H. 1 (1928).

Notwendigkeit der Gesundheitsberatung an den Beschauer unmittelbar heranzutragen, verteilte Druckschriften wie „Das richtige Kostmaß“ und machte durch theoretische Erklärungen ihre
Absichten lebendig.

Zur periodischen Gesundheitsberatung in Deutschland ist mit
dem Leipziger Wirtschaftlichen Ärzteverbande ein Abkommen ge-
troffen, wonach seine Mitglieder für eine Untersuchung in der
Ausdehnung, wie sie ein Gutschein vorschreibt (Befund an Herz,
Lunge, Unterleibsorganen, Reflexen, Eiweiß und Zucker), das
vereinbarte Honorar von 6 Mark erhalten. Da dem Leipziger
Verbande fast alle deutschen Ärzte angehören, ist die Arztwahl in
Stadt und Land frei. Die Untersuchung wird allen Lebens-
versicherten der betreffenden Gesellschaft von einer gewissen
Versicherungssumme an gewährt, die meist 5000 M. (in einem Fall
8000, in einem anderen 6000, in einem dritten nur 3000 M.) beträgt.
Die Perioden, in denen die Untersuchung erfolgt, sind alle drei
Jahre, zum erstenmal mit Abschluß des dritten Jahres nach Ein-
gehen der Versicherung, mit dem Hinausgehen der vierten, stets
vorauszuzahlenden Prämienquittung. Von den Versicherten machen
im Durchschnitt 28% von dieser Vergünstigung Gebrauch. Die
niedrigste Beteiligung war etwa 11%, die höchste etwa 49% (bei
der Metropolitan in Amerika etwa 7%). Die Kosten der Untersuchung werden von den Versicherungsgesellschaften getra-
gen; eine über den Umfang des Gutscheines hinausgehende Bean-
spruchung des Arztes hat der Untersuchte selbst abzugelten. Nach
der ärztlichen Untersuchung wird dem Versicherten keinerlei
Schriftstück übergeben. Der dem Arzte vorgelegte Gutschein,
aus dem sich die Tatsache der Untersuchung, nicht aber das
Ergebnis ersehen läßt, wird ohne Eintragung, nur unterzeichnet,
vom Arzt der Gesellschaft übersandt. Die Versicherungsgesellschaften halten diese Art der Ausübung für wichtig, damit in dem
Versicherten nicht das Gefühl einer Kontrolle aufkommt. Was
die Ärzte für sich aufzeichnen, bleibt den Gesellschaften unbe-
kannt, um das Vertrauensverhältnis zwischen Arzt und Klienten
aufrecht zu halten. Einstweilen ist daher auch jede statistische
Erfassung der Auswirkung der Gesundheitsuntersuchung und
-beratung zurückgestellt worden. Die Feststellungen bleiben also
völlig geheim.

Der weit ausgiebigere Gebrauch, der von dieser Einrichtung
in Deutschland gegenüber den Vereinigten Staaten von Nordamerika gemacht wird, wird vor allem auf die freie Arztwahl
zurückzuführen sein. Es laufen bei den Gesellschaften gelegentlich
immer wieder Briefe ein, in denen ein Versicherter sich für den

wertvollen Dienst bedankt, den ihm die Gesundheitsberatung geleistet hat. Die Agenten finden, daß die Einrichtung eine Annäherung zwischen Versicherten und Gesellschaft zustande bringe. Die Erwartung, die man an diesen Gesundheitsdienst knüpfte, hat sich somit bereits in gewisser Weise erfüllt. Es wäre aber zu wünschen, daß die Propaganda, die ein Teil der deutschen Lebensversicherungsgesellschaften und die Deutsche Zentrale theoretisch und praktisch hierfür treiben, nicht nur für sie selbst von hundertprozentigem Erfolg gekrönt sein möge, sondern daß von hier aus auch die Bildung einer Volksgepflogenheit ausgehe, die die periodische gesundheitliche Beratung durch den Arzt in weite Bevölkerungsschichten trägt.

Die Mahnung Neustätters an die praktizierenden Ärzte, beizeiten auf die kommende Entwicklung Bedacht zu nehmen, ist daher sehr berechtigt. In den Vereinigten Staaten von Nordamerika ist diese Bewegung von der Ärzte-Gesellschaft aufgegriffen worden, die ihren Mitgliedern Gesundheitsberatung in umfangreichem Maße empfiehlt und durch Herausgabe von Formularen, Anleitungen usw. erleichtert.

## 7. Schlußbetrachtung.

Es kann nicht zweifelhaft sein, daß die auf die Person zugeschnittene hygienische Belehrung an sich der Massenversorgung mit Gesundheitsregeln unbedingt überlegen und vom volksgesundheitlichen Standpunkt anzustreben ist, wenn sie sich, dann aber möglichst für jeden Einzelnen, durchführen läßt.

Bis dahin müssen wir uns mit der allgemeinen Belehrung in den vorgangs geschilderten Formen zufrieden geben, die immerhin einen gewaltigen Umschwung des Unwissens und der Interesselosigkeit herbeizuführen vermag. Freilich ist dies ein Mühen von langer Dauer, und es werden noch manche der Vorkämpfer aus dem aufreibenden Streite ausscheiden, ehe das Ziel erreicht ist. Das zähe Ringen um die Eroberung des Volksbewußtseins durch die Gesundheitslehre wird aber schließlich doch von Erfolg gekrönt sein, zumal wenn die hygienische Individualberatung nebenhergeht, wie sie von den privaten Lebensversicherungsgesellschaften für das Erwerbsalter eingeführt ist und von da sich weiter ausbreiten dürfte.

In der Erkenntnis des Segens der Gesundheit, im Willen, der Segnung teilhaftig zu werden, wandle, deutsches Volk, zu den ewig jungen Wassern, die dich und deine Kinder mit starkem und frohem Leben speisen!

**Hygienische Volksbildung.** Von Dr. med. **Martin Vogel**, Wissenschaftlichem Direktor am Deutschen Hygienemuseum, Generalsekretär des Sächsischen Landesausschusses und vorm. Generalsekretär des Reichsausschusses für Hygienische Volksbelehrung. (Sonderausgabe des gleichnamigen Beitrages in dem I. Band des „Handbuches der sozialen Hygiene und Gesundheitsfürsorge".) Mit 6 Abbildungen. IV, 88 Seiten. 1925. RM 3.—

**Gesundheit ist Lebensglück.** Gedanken des Volksgesundheitslehrers Dr. **Jakob Laurenz Sonderegger** für Schule und Haus. Im Auftrage des Reichsausschusses für hygienische Volksbelehrung herausgegeben von Professor Dr. med. C. A d a m, Generalsekretär des Reichsausschusses für hygienische Volksbelehrung, und Rektor F. L o r e n t z, Mitglied des Reichsgesundheitsrats. VIII, 64 Seiten. 1930. RM 1.—
50 Expl. je RM —.90; 500 Expl. je RM 0.75; 1000 Expl. je RM —.70

**Gesundheit und Schule.** Aufgaben und Wege der praktischen Schulgesundheitspflege. Von Rektor **Friedrich Lorentz**, Berlin, Mitglied des Reichs- und des Landesgesundheitsrates in Preußen. Mit einem Geleitwort von Professor Dr. **E. Dietrich**, Wirkl. Geh. Ober-Medizinalrat, Ministerialdirektor im Ministerium für Volkswohlfahrt. Mit 5 Abbildungen im Text, 2 Tafeln und zahlreichen Tabellen. VI, 147 Seiten. 1924. Kartoniert RM 6.—

**Die Lehre von den Epidemien.** Von Professor Dr. med. **Adolf Gottstein**, Berlin. (Bildet Band V der Sammlung „Verständliche Wissenschaft".) Mit 23 Abbildungen. VII, 202 Seiten. 1929.
Gebunden RM 4.80

**Bekämpfung der Ansteckung in Kleinkinderanstalten.** Von Professor Dr. **M. v. Pfaundler**, Geh. Medizinal-Rat, Direktor der Kinderklinik in München. VI, 52 Seiten. 1931. RM 2.70

**Die Tuberkulose und ihre Bekämpfung durch die Schule.** Eine Anweisung für die Lehrerschaft von Dr. **H. Braeuning**, Chefarzt der Fürsorgestelle für Lungenkranke und Direktor des Städtischen Tuberkulose-Krankenhauses Stettin-Hohenkrug, und **Friedrich Lorentz**, Rektor in Berlin, Mitglied des Reichsgesundheitsrats und des Landesgesundheitsrats in Preußen. D r i t t e, verbesserte Auflage. Mit 3 Abbildungen. VI, 132 Seiten. 1926. RM 2.50